U0233810

中国共产党
防治重大疫病的
历史与经验

中共中央党校（国家行政学院）中共党史教研部◎编

邓世平◎执笔

THE HISTORY AND EXPERIENCE OF THE
COMMUNIST PARTY OF CHINA IN THE PREVENTION
AND CONTROL OF MAJOR EPIDEMICS

人民出版社

目　录

导　言

中华民族有着数千年的文明史。在创造了灿烂辉煌的中华文明的同时，中华民族也经历了太多的磨难，疫病就是中华民族经常遇到的重大考验之一。历史上我国人民将重大疫病的暴发称为"瘟疫流行"，这些"瘟疫"包括了至今令人闻之色变的"鼠疫""霍乱""天花"……据《中国疫病史鉴》记载，自西汉以来的2000多年，先后发生过300多次瘟疫流行，经常是十年一大疫，三年一小疫。从东汉末年到三国初年，瘟疫大暴发，加之战乱，人口骤减，由6000多万减少到1500万以下。唐宋时期，瘟疫的记载不绝于志书，如"贞观十年，关内、河东大疫""江南频年多疾疫"等表述。明末清初有一次大规模的瘟疫流行，导致数千万人死亡。《明史》记载，从万历年间开始，传染病疫情出现了发生频率逐渐增加，烈度逐渐提高的趋势。1644年春，鼠疫在北京达到流行高峰，当时的北京死亡多达数十万人。《崇祯实录》称：京师大疫，死亡日以万计。1910年至1911年在我国东北地区暴发的鼠疫，夺去了6万多人生命。这些瘟疫的流行影响了朝代的

1

兴亡，影响了历史的进程。

不仅中国历史上频繁大规模地暴发疫病，瘟疫还在世界范围内流行。14世纪中叶，黑死病肆虐欧洲。这是由鼠疫杆菌引起的烈性传染病，患者身上会出现青黑色的疱疹，故得名"黑死病"。据估计，1347年至1353年黑死病在欧洲大暴发，导致2500多万人死亡，占当时欧洲总人口的三分之一。后来这场疾病在世界蔓延，大约夺取了5000万人的生命。

人类在与疫病作斗争的过程中，也积累了许多的经验。例如，在我国古代的医学经典著作《黄帝内经》中包含有完整的疫病防治思想。中医在疫病的防治过程中发挥了重要的作用，隔离、接种、清洁环境卫生等防治措施也被证明行之有效。但是由于社会制度的落后，瘟疫暴发后无法做到持续有效的防控，瘟疫流行时间长，对人民群众的生命安全和身体健康产生了极大的危害。

中国共产党自成立后就担负起了为民族谋复兴、为人民谋幸福的历史使命，党的利益和人民的利益紧密联系在一起。大革命失败后，以毛泽东为主要代表的中国共产党人在农村建立革命根据地，中国革命的大本营从城市转移到了农村。1931年11月7日，中华苏维埃共和国临时中央政府在江西瑞金成立，这是中国共产党进行局部执政的开始。面对苏区严重的疫病情况，各级苏维埃政府迅速投入到疫病防治工作中来，党领导的疫病防治工作开始起步。毛泽东明确提出："疾病是苏区中一大仇敌"，"发动广大群众的卫生运动，减少疾病以至消灭疾病，是每个乡苏维埃的责任。"① 中国共产党在苏区领导开展了轰轰烈烈的群众性卫生防疫运动，颁布了十多部涉及卫生防疫方面的法规、条例、纲要，采取了一系列行之有效的疫病防治措施，有效地防治了疟疾、痢疾等传染性疾病的流行，保障了农村革命根据地的巩固和发展，并为以后的疫病防治积累了宝贵的经验。

抗日战争时期，中国共产党领导八路军、新四军，在全国创建了一批抗日根据地，构成了抗击日寇的坚强屏障。由于日本帝国主义的侵略，以及根据地卫生条件落后、人口流动等因素，抗日根据地的疫病流行情况严重。在党中央的领导下，各抗日根据地开展了疫病的防治，有效地控制了疫病的流行。特别是在抗日战争的艰苦环境中，克服了被封锁和缺医少药的困难，努力建立了一套较为完整的医疗卫生体系，为疫病的防治发挥了重要的作用。由于日军的侵略、灾荒和其他自然因素等，抗日根据地的卫生防疫工作带有一定的局限性，尚未形成完整的防疫体系，但抗日根据地的卫生防疫工作为此后尤其是新中国的疾病防治和卫生防疫体系的建立提供了丰富的经验。

解放战争期间，东北解放区各种疫病流行，特别是鼠疫的暴

---

① 《毛泽东文集》第一卷，人民出版社 1993 年版，第 310 页。

发给东北人民的生命安全和身体健康带来了巨大的威胁，同时也给东北人民的财产安全造成了不可估量的损失。为控制疫病传播，保障人民生命财产安全，巩固东北解放区政权，东北解放区在中央的领导下，积极进行了疫病的防治。中共中央东北局与东北行政委员会及时创立与发展卫生防疫机构，采取一系列卫生防疫措施，使东北解放区的各种疫病得到有效防控，极大地改变了东北卫生防疫事业的面貌。东北解放区鼠疫防治的成功实践，为新中国的重大疫情的防治工作积累了宝贵的经验。

中华人民共和国成立后，党和政府面对各种严重流行的疫病，把卫生、防疫和一般医疗工作看作是一项重大的政治任务，加强领导并采取了一系列积极的应对举措，成功地消灭或控制了各种疫病的流行和蔓延，为新中国的经济建设和社会全面进步打下了牢固的基础。新中国成立初期，由于长期战乱、灾荒以及其他的因素，各类疫病丛生，人民群众的生命健康频繁遭受各种疫病的侵扰。在疫情的防治工作中，党主要贯彻了"面向工农，预防为主，团结中西医，卫生工作与群众运动相结合"的方针原则。在社会主义革命和建设时期，以毛泽东为核心的党中央领导全国人民和重大疫病进行了长期的斗争，在取得巨大成就的同时，也为改革开放后重大疫病的防治提供了丰富的实践经验。

改革开放新时期，国家经济社会的发展十分迅速，法律制度建设迈上了新的台阶，人民的生活水平和健康状况也提高到了一个前所未有的高度。这一时期的疫病防治，除了要巩固原有的防疫成果，防止疫病的反弹外，最重要的就是要面对突发重大公共卫生事件对经济社会发展的冲击。在突发重大公共卫生事件上，主要有 1988 年上海市"甲肝"的大暴发以及 2003 年发生的"非典"疫情。无论是 20 世纪 80 年代的上海甲肝疫情，还是新世纪初的"非典"，都在党中央的正确领导下，最终战胜了疫情，恢复了正常的经济社会生活秩序。党在改革开放新时期对重大疫情的防治经验，对于中国特色社会主义新时代防治重大疫情有着重要的启示作用。

党的十八大以来，以习近平同志为核心的党中央锐意改革、不断进取，开创了中国特色社会主义新时代。为了满足新时代人民日益增长的美好生活的需要，必须防范重大风险与挑战。2018 年 1 月，习近平总书记在学习贯彻党的十九大精神研讨班开班式上发表重要讲话，提出了要增强忧患意识、防范重大风险的问题，列举了十六个重大风险挑战，其中就包括要防范出现 2003 年"非典"疫情一样的全国重大公共卫生事件的挑战。2020 年 1 月份，湖北省武汉市暴发了"新冠肺炎"疫情，中国再一次面临突发重大公共卫生事件。这次"新冠肺炎"疫情是新中国成立以来发生的传播速度最快、感染范围最广、防控难度最大的一次突发重大公共卫生事件。新冠肺炎疫情发生后，在习近平总书记和党中央的正确领导下，各级党委政府和有关部门贯彻党中央关于疫情防控的部署，以顽强的意志，采取了坚强的措施，坚决打赢疫情防控的人民战争、总体战、阻击战，保障了人民群众的生命安全与身体健康。"新冠肺炎"疫情防控的经验，对于进一步完善现代化的公共卫生体系，提高国家治理体系和治理能力的现代化水平，都有着重要的启示意义。

恩格斯说："没有哪一次巨大的历史灾难不是以历史的进步为补偿的。"[①] 历史进步的前提是善于化危机为机遇，认真总结经验教训，吸取历史智慧。中国共产党领导中国人民战胜重大疫病的历程，有着重要的经验启示。中国特色社会主义新时代，要坚持党的领导，在遇到重大风险挑战时发挥党的核心领导作用；要强化底线思维、增强忧患意识。习近平总书记也多次强调底线思维，凡事从最坏处着眼、向最好处努力，打有准备、有把握之仗，牢牢把握工作主动权，着力防范化解重大风险；要牢固树立并努力践行生态文明理念，正确处理人与自然的关系。在人与自然的关系上，恩格斯在《自然辩证法》中曾深刻指出："我们不要过分陶醉于我们人类对自然界的胜利，对于每一次这样的胜利，自然界都对我们进行报复。"[②] 因此，要保护自然、尊重自然、顺应自然，坚持人与自然和谐共生，加强生态文明建设，建设美丽中国。

---

① 《马克思恩格斯文集》第 10 卷，人民出版社 2009 年版，第 665 页。
② 《马克思恩格斯文集》第 9 卷，人民出版社 2009 年版，第 559—560 页。

第一章

中国共产党疫病防治工作的起步

中国共产党是一个以马克思主义理论为指导思想的政党，从成立起就坚守着为民族谋复兴、为人民谋幸福的初心和使命。关心和保障人民群众的生命健康，这是党努力践行全心全意为人民服务的宗旨的必然要求。大革命失败后，党在农村开辟了农村革命根据地，建立了各级苏维埃政权。当时全国苏区医疗卫生条件差，疫病流行，中国共产党领导农村革命根据地进行了疫病的防治工作，积累了疫病防治工作的初步经验。

第一节　革命根据地疫病流行

疫病是中国历史上的重大灾害之一。20 世纪 30 年代，在中华苏维埃共和国临时中央政府成立前后，全国农村革命根据地曾发生了多次大规模的疫病流行与蔓延。当时各种疫病的肆意流行和暴发，严重损害了革命根据地军民的健康和部队的战斗力，给革命根据地的社会稳定带来了极大的威胁。

一、疫病肆虐严重危害人民健康

土地革命战争时期，党领导的农村革命根据地位于远离城市的农村或山区，卫生环境恶劣，虫害病媒滋生，各种疾病流行。这些流行疫病，除了天花主要在闽西，鼠疫主要在赣南，梅毒主要在鄂豫皖、湘鄂西等少数地方有报告外，对革命根据地人民生命健康威胁最大的有四种传染病，即：疟疾、痢疾、疥疮和烂脚病。作为革命根据地流行的四大常见病之首的疟疾，又叫打摆子，是由蚊子叮咬人后，将其体内寄生的疟原虫传入人体而引起的疾病，以周期性冷热发作为最主要特征；痢疾是一种具有极强传染性的疫病，患急性痢疾几天就可以死亡，患慢性痢疾则一两个月不愈。这种疾病主要是饮食不卫生所致，苏区有很多地方的群众都是喝池塘水，每年因此病而死亡的不下几千人；下肢溃疡，当地称烂疤子，是下腿和脚溃疡流脓。这种病表面上看去伤口不大，但感染而溃烂的病灶发展非常快，常波及肌肉和其他软组织，甚至发展成骨髓炎造成残废，最终致人死亡；疥疮，是寄生虫寄生于人体皮肤表层内引的一种皮肤病，患者夜不能安眠，长久不愈，具有较强的传染性。

疫病暴发时，全国各苏区报告的染疫人数和死亡人数惊人。在中央苏区，公略县"近来瘟疫发生而死亡者一千一百六十七人"，安远县沙含区"发生痢症而死亡十余人"，宁都县"数月中发生痢症，被传染病者有一千三百余人，固村、闵源、东山坝等区，因病而死者一百余人"，赣县"时而发生瘟疫痢疾，如白路、良口、清溪三区死亡极多（数目不详）"，兴国县"在六七月间发生瘟疫死亡四十余人"①。在闽浙赣苏区，"传染病的蔓延，这

---

① 江西省档案馆选编：《中央革命根据地史料选编》（下册），江西人民出版社1981年版，第237页。

也是目前赣东北苏区异常严重的问题。病的种类不外烂脚生疮、打皮寒、屙痢三种，而病的最厉害尤其要算上饶、玉山、余江三县。玉山的农民有十分之九生病；上饶有十分之八，死的人在五六千以上；余江病的约十分之五六，有的村庄，简直没有人弄饭吃，死人亦无人掩埋。玉山和上饶的禾，有十分之六在田里，无人收割。"[①] 在湘赣苏区，"病的问题特别严重，主要是打摆子、烂脚、秋痢。在萍乡、攸县的群众病了十分之八九，萍乡死了两千人以上。莲花、攸县、宁冈、萍乡的各机关的人员大部分生病了，没有人主持工作，这是工作的一大损失。"[②] 在鄂豫皖苏区，"瘟病流行，几至三分之一以上的群众染病……有的整个区委县委机关工作人员害病，更是影响工作不少。"[③] 在川陕苏区，"仅总医院住院病人多达 2200 余人，其余各县区医院每院普通也在500 病人左右……由于医疗条件跟不上，不能及时治疗，因痢疾而死亡的，以日计最高纪录达 170 余人。"[④] 由此可见，农村革命根据地疫病的流行，严重威胁了人民群众的生命健康。

---

① 江西省档案馆选编：《闽浙赣革命根据地史料选编》（上册），江西人民出版社 1984 年版，第 398 页。
② 《湘赣革命根据地》（上册），中共党史资料出版社 1990 年版，第 387 页。
③ 《关于鄂豫皖区情况给党中央的综合报告》（1931 年 10 月 9 日），转引自何友良：《中国苏维埃区域社会变动史》，当代中国出版社 1996 年版，第 279 页。
④ 林超、温贤美主编：《川陕革命根据地历史长编》，四川人民出版社 1982 年版，第 526 页。

20 世纪 30 年代苏区群众疫病感染、死亡情况表[①]

流行年	疫病名称	受灾地区	染病和死亡人数	资料来源
1932 年	不详	公略县（中央苏区）	死 1167 人	中央革命根据地史料选编（下），江西人民出版社 1981 年版，第 237—238 页
1932 年	痢疾	安远县沙含区（中央苏区）	死 10 人	同上
1932 年	痢疾	宁都县（中央苏区）	1300 人染病，死 100 多人	同上
1932 年	不详	兴国县（中央苏区）	死 40 余人（六七月间）	同上
1932 年	痢疾	赣县（中央苏区）	死亡极多（数目不详）	同上
1932 年	传染病	富田（中央苏区）	死 60 人左右（一天）	中央档案馆影印本：《红色中华》第 5 期，1932 年 1 月 13 日
1931 年	烂脚病、疟疾、痢疾	玉山（闽浙赣苏区）	农民有十分之九生病	《闽浙赣革命根据地史料选编》（上），江西人民出版社 1987 年版，第 398 页
1931 年	烂脚病、疟疾、痢疾	上饶（闽浙赣苏区）	农民生病的十分之八，死的人在五六千以上	同上
1931 年	烂脚病、疟疾、痢疾	余江（闽浙赣苏区）	农民生病有十分之五六	同上

[①] 主要参考陈松友、刘辉：《20 世纪 30 年代苏区的疫病流行及其防治》，《甘肃社会科学》2010 年第 1 期。

续表

流行年	疫病名称	受灾地区	染病和死亡人数	资料来源
1932 年	天花	闽浙赣苏区	死了 1000 多个小孩	《方志敏文集》，人民出版社 1985 年版，第 303—304 页
1932 年	打摆子、烂脚、秋痢	萍乡、攸县（湘赣苏区）	群众病了十分之八九，萍乡死 2000 人以上	《湘赣革命根据地》（上），中共党史资料出版社 1990 年版，第 387 页
1931 年	不详	鄂豫皖苏区	三分之一以上的群众染病	《中华苏维埃区域社会变动史》，当代中国出版社 1996 年版，第 279 页
1931 年	麻疹、斑疹、伤寒	南江（川陕苏区）	死亡率约 30%	林超、温贤美主编：《川陕革命根据地历史长编》，四川人民出版社 1982 年版，第 526 页
1932 年	伤寒	宣汉柏树乡（川陕苏区）	1 万多人有三分之一染病	同上
1934 年	痢疾	川陕苏区	以日计死亡最高纪录达 170 余人	同上

　　疫病的流行在红军部队中也比较普遍。据当时中革军委总卫生部 1932 年 10 月 17 日统计，病员死亡数中赤痢占总病数的百分之六十五。[①]1932 年 12 月 20 日，湘赣军区总指挥部报告："军

---

① 高恩显：《新中国预防医学历史资料选编》（一），人民军医出版社 1986 年版，第 173 页。

队中的打摆子和烂脚病发生的特别多。……计算在后方烂脚的士兵有七八百名，全省红军及地方武装中烂脚的总两千以上，部队减员惊人。"[1] 川陕苏区的红四方面军，几乎十分之一的红军战士或轻或重地染上各种疫病。可见，疫病在苏区的广泛流行，严重影响了红军的战斗力。

二、根据地疫病成灾的原因分析

造成20世纪30年代全国苏区疫病大流行的原因是多方面的，既与当时苏区军民的生活习惯和思想观念有关，又有当时苏区所处的战争环境的因素，还和苏区的地理位置有一定的关系。

一是苏区人民落后的习俗与封建迷信思想的影响。如苏区许多地方迷信，认为小孩子死了埋不得，埋了以后会寻父母，因此他们经常将死了的孩子丢在河里或山坡上。还有的地方在染疫后时兴叫魂拜菩萨，如江西永新二区，在该区流行天花时，居民通常请道士或敬神来驱疫。宁都民众迷信风水，有停柩五年或十年不葬，做功果之风。[2]

二是苏区人民当时的卫生习惯比较差。当时苏区的农户，住地都很肮脏，人畜杂居（如人狗混居，并认为狗和人共住在一起是保家平安），食物食具不干净，饮食不讲卫生（如中央苏区许

---

① 《湘赣革命根据地》（上册），中共党史资料出版社1990年版，第384页。
② 何友良：《中华苏维埃区域社会变动史》，当代中国出版社1996年版，第280页。

多地方饮用塘水或用塘水洗米洗菜)。群众甚至错误地认为"无产阶级要革命,生疮就是真革命"①。

三是战争的影响。从 1930 年 11 月起,蒋介石在连续三次"围剿"中央苏区的同时,也调集重兵"围剿"其他苏区。由于国民党军队的经常性"围剿",在苏区内大烧大杀,而且在撤退时将许多死尸,故意抛掷或埋葬在工农群众的住宅,以图造成瘟疫。如第三次反"围剿"的主战场:富田、东固、龙冈、城冈、良村、君埠、黄陂等地,次年因疫而死多达几千人。另外,在战争期间,士兵生活条件较差,流动性大,又多在山区活动,因疲倦、饥饿等均易患疟疾,甚至死亡。而且战争环境不仅使易感人群大量移动(同时还使传染源大量移动),还导致经常性的防疫措施遭受破坏,并引起了疫病在民间的流行。

四是苏区的地理位置因素。苏区区域多处亚热带,气温高、雨量充沛、无霜期长,这些地方多属于流行病学理论中的中、高疟区。根据现代流行病学,长江中下游地区和岭南地区,多传播疟疾媒介,适合于疟疾的传播,而引起疟疾暴发性流行的诱因主要有以下几种:第一,传染源的流动和扩散,如高疟区的人群在流行季节到低疟区,或传染源带入新的虫种(株);第二,由于自然或人为条件导致疟蚊滋生地增加,或增加了疟蚊吸血的频度(如部

---

① 江西省档案馆编:《闽浙赣革命根据地史料选编》(上),江西人民出版社 1987 年版,第 297 页。

队进入深山），事实上也就增加了传疟媒介的攻击频率；第三，无免疫力人群进入疫区或由低疟区进入高疟区。这也是当时红军多患疟疾的重要原因。例如董振堂的二十六路军在奉命"围剿"红军时，曾因患病（疟疾）而在短短的几个月内死了上千人，以致部队士气大衰，部队中开始流传"出了北门望山坡（坡上到处堆起了新坟），坡上埋的都是北方老大哥（该军多为北方人），要想回到家乡去，大家一起来倒戈"的歌谣，这实际上构成了董振堂的部队举行宁都起义的背景，①同时也在事实上证明了在战争期间人群从低疟区向高疟区大规模移动容易诱发疟疾暴发性流行的理论。

当以上的几种因素在苏区结合，大规模的疫病流行也就随之发生了，而疫病的流行严重威胁到了苏区人民的身体健康和生命安全，也直接威胁到了红军战士的生命和战斗力，进而威胁到苏区的生存和发展。

第二节　革命根据地对重大疫病的防治

20 世纪 30 年代，面对农村革命根据地疫病流行、人民生命健康受到极大威胁的情况，中国共产党领导革命根据地人民大力进行了疫病防控的斗争，并逐步建立了一套比较完整的卫生防疫

---

① 高志忠：《二十六军起义前夕——在董振堂同志身边见闻》，《革命史资料》第 6 辑，文史资料出版社 1982 年版，第 54—56 页。

法制体系以及以预防为主的防疫机制。

一、创建卫生防疫法制

中国共产党在苏区领导卫生防疫工作之初，就十分注重法律制度的建设。据统计，从 1932 年到 1934 年，整个苏区颁布了有关卫生防疫方面的法规、条例、纲要有十多部。由于颁布了相应的法规、条例、纲要，使得各级苏维埃政府和人民群众以及红军指战员有章可循，保证了卫生防疫运动的进行。这也是中国共产党以法执政的最初实践，把人民群众对医药卫生的愿望要求和利益用法规条例加以确认，规范既明确具体，又具有可操作性。

1931 年 11 月，中华苏维埃共和国临时中央政府颁布的《中华苏维埃共和国劳动法》规定："对一切雇佣劳动者实行免费的医药帮助……不论是普通病或因工作致病，遇险受伤，职业病等，都支付医药费，其家属也同样享受到免费的医药帮助。"① 为了保障苏区人民的生命健康，刚成立的苏维埃中央政府就积极地领导了医疗事业的建设和卫生防疫运动。

1932 年 3 月，中华苏维埃共和国人民委员会发布了第二号训令——《强固阶级战争的力量，实行防疫的卫生运动》，强调："苏区的瘟疫是一个很严重的问题……若不从速设法防止，将它

① 《中共中央文件选集》第七册，中共中央党校出版社 1991 年版，第 791 页。

消灭，这是与革命发展有重大损害的，临时中央政府特为此事颁发一个《暂行防疫条例》，拟定许多防疫的办法及消灭瘟疫的办法，各级政府需领导工农群众来执行这条例中的各种办法，尤其是向广大群众作宣传，使工农群众热烈的举行防疫的运动。"①

《苏维埃区域暂行防疫条例》随同第二号训令一起下发，《苏维埃区域暂行防疫条例》共八条：第一条规定了霍乱、赤痢、肠伤寒、天花、斑疹伤寒、猩红热、白喉、鼠疫和流行性脑脊髓膜炎等九种传染病，并提出了防治方案；第二条规定防疫工作由各区政府领导，并规定了报告疫情和巡视防疫工作的制度；第三条提出了六项防疫办法；第四条规定了对传染病的处置办法，主要内容就包括及时报告、隔离病人、停止集会、消毒病人接触的物品和排泄物等；第五条规定了对传染病死者的处置，提出要短期内埋葬，最好是火葬；第六条规定了对水源和饮食卫生的管理；第七条提出捕灭苍蝇、老鼠；第八条规定各级政府及红军卫生机关要经常地、广泛地在群众中作卫生宣传。②

中华苏维埃共和国人民委员会在颁布的第二号训令中，还以附件的形式下发了《卫生运动指导工作纲领》，内容包括"卫生运动的组织领导、诊断施药、工作检阅"等三个方面。

---

① 高恩显等：《新中国预防医学历史资料选编》（一），人民军医出版社 1986 年版，第 44 页。

② 高恩显等：《新中国预防医学历史资料选编》（一），人民军医出版社 1986 年版，第 54 页。

1932 年 5 月 11 日，中华苏维埃共和国人民委员会发布第四号训令，提出设立卫生委员会，督促卫生事宜。6 月 5 日，中华苏维埃共和国人民委员会又下发第五号训令，指示各级苏维埃政府和革命团体加紧领导群众开展扑蝇灭蚊运动。同时还颁发了《市政卫生条例》，规定在街头巷尾设立公共厕所，不准随地吐痰，小贩摆在摊子上的食物应用清洁器具遮盖，禁止贩卖病死家畜、家禽或腐烂的食物等。为了贯彻卫生与防疫的训令，中华苏维埃共和国临时中央政府向各县特别是发生疫病的县派出了卫生运动指导员。各省苏维埃政府也相继采取了一系列措施。1932 年 8 月 1 日，湘赣省苏维埃第二次代表大会通过《关于加紧卫生防疫运动规定》的决议，共十五条。

1933 年 1 月 31 日，中华苏维埃共和国人民委员会第三十一次常委会决定"为保障群众的健康，决议责成内务部举行大规模的防疫运动"，主动预防春疫。中央内务部于 3 月制定的《卫生运动纲要》指出："在国民党统治的白色区域内，是充满着污秽和疾病的，工人农民在帝国主义国民党的地主资本家层层剥削之下，简直无法顾到自己的生命，没有余力去和污秽疾病作斗争。而苏维埃政府是工农自己的政府，他要注意解决工农群众一切切身的痛苦问题，污秽和疾病就是他们要解决的一个大问题。"[①]《卫

---

① 高恩显等：《新中国预防医学历史资料选编》（一），人民军医出版社 1986 年版，第 70 页。

生运动纲要》阐明当前进行卫生防疫的意义，号召全苏区各处地方政府，各地群众团体领导全体群众一起来，向着污秽和疾病，向着对于污秽和疾病的顽固守旧的思想习惯，做顽强的坚决的斗争，发动普遍的卫生运动。《卫生运动纲要》经过各级苏维埃政府的翻印，在苏区内广为散发，做到了家喻户晓，影响深远。

1933 年 5 月，湘赣省苏维埃政府内务部关于卫生防疫运动，发布了第十五号通令，作出了五项决定：（一）以乡或村为单位普遍建立农村卫生运动委员会，做好卫生宣传工作，加强防疫教育，彻底改变不良习俗（如猪牛不用栏等），改厨改厕，保护饮水，注意个人卫生，禁止出卖腐肉烂鱼，深埋尸体等；（二）发动童子团、少先队、劳动妇女破除封建迷信；（三）发动群众开展挖草药运动，研究草药治病方法；（四）实行医院及药品检验，严禁陈腐药材及炮制不合法药品施用；（五）沿途茶亭路旁多设茶铺，方便红军和行人，保证饮水卫生。湘赣省苏维埃政府内务部还要求各县苏维埃立即召开会议，布置执行，并将执行情况汇报。湘赣苏区掀起了全民讲卫生消灭疾病的防疫运动，地方各级卫生防疫机构相继成立。

1933 年 7 月，中央内务部卫生管理局制定《8—12 月的卫生工作计划》，要求各级苏维埃地方政府、街道、机关和部队在健全卫生组织的基础上，广泛开展群众的卫生运动。这一运动从一开始就受到各级领导的重视，开展得很有声势，使群众懂得了讲卫生的道理和讲卫生的好处。

伴随着苏维埃政府颁布关于卫生防疫的法规条例，红军卫生系统也下达了一系列的决议、条例、法规。

1932年10月10日，中革军委下达《关于开展卫生防疫运动的训令》，要求"各级指挥员、政治工作人员与卫生员要切实的鼓励在前线摧毁敌人的精神与勇气，从卫生上来消灭现行的疟疾、痢疾、下脚溃疡等时疫，要运用卫生标语、传单、讲演、戏剧、竞赛各种方法进行卫生运动；各伙食单位的卫生委员会，须立即组织起来并建立经常的工作，由各级卫生机关进行指导"[①]。在此之前，中革军委总卫生部卫生科颁布了《中国工农红军第一方面军第三次卫生会议决议案》。《中国工农红军第一方面军第三次卫生会议决议案》共四章：第一章为普通卫生，制定了关于个人卫生、公共卫生、驻军卫生、行军卫生、医院卫生的各种规则；第二章是防疫方法，就个人防疫、团体防疫、防疫之设施、消毒方法提出了相应的要求；第三章是卫生宣传，制定了文字宣传、口头宣传、其他宣传和卫生检查竞赛等规定；第四章为附则，明令各级红军卫生机关接到决议案后须立即执行，这些决议和训令，增强了红军指战员的卫生防疫知识，促进了红军的卫生防疫工作。[②]

---

① 中国人民解放军历史资料丛书编审委员会：《后勤工作文献》，解放军出版社1997年版，第180页。

② 高恩显等：《新中国预防医学历史资料选编》（一），人民军医出版社1986年版，第54页。

随着苏区卫生防疫工作的深入，1933 年中革军委总卫生部又颁发了连一级《卫生员工作大纲》和《师以上卫生勤务纲要》，对红军卫生人员的工作职责做了统一的规定。1933 年 12 月 27 日，中华苏维埃共和国临时中央政府转发中革军委制定的《暂行传染病预防条例》，规定对九种传染病实行疫情报告、检疫、隔离及消毒的制度。要求对发生瘟疫的地区采取紧急措施，实施严密封锁，尽量断绝外区与疫区的来往，加强各交道枢纽地区的检疫工作。

从 1931 年 9 月开始，各苏区就相继逐级建立了卫生委员会或卫生局等专门的卫生医疗机构。1931 年 11 月，中华苏维埃共和国临时中央政府就颁布了《地方苏维埃政府的暂行组织条例》，该条例规定在中央由内务部分管卫生工作，设立卫生管理局，在省、县、区一级也成立卫生部（科），设部长（科长）1 人。卫生局、卫生部（科）的职责主要是管理地方医院，预防瘟疫与传染病的流行，注重公共卫生，检查车船，公共食堂及公民住宅的清洁，考察并监督医生和药剂师，检查药品及药材之营业等。

随着苏区大规模防疫运动的展开，为进一步加强对防疫的组织领导，1933 年 3 月，苏区建立了从城市到乡村、从地方到中央、从机关到部队的各级卫生防疫委员会。在城市，苏维埃中央政府规定：在当地政府的指导下组织卫生防疫运动委员会。城市卫生防疫委员会设正副主任各 1 名，委员 7 至 11 人，主要担负动员本城、本圩、本区全体群众进行卫生运动之责。为了有利于防疫工作的更好开展，在大城市，将全城分为几个卫生区，每区设立1个卫生防疫委员会。在区以下，以街道为单位，每10家或15家成立卫生防疫小组，公推组长1人。在乡村，规定小乡必须组织1个卫生防疫委员会，大乡则分村组织几个卫生防疫委员会。乡卫生防疫运动委员会设正副主任各一人，委员7至11人，主要担负动员本乡或本村全体群众进行卫生运动之责。在乡以下单位，每5家至10家须成立卫生小组，公推组长1人，履行卫生防疫督察之职。在机关，规定凡党政军民群机关在百人以上的单位，必须在中央政府内务部统一指导下，成立卫生防疫运动委员会。卫生委员会设主任1人，委员5至9名，由群众推荐。百人以下的机关成立卫生小组，隶属于当地卫生运动委员会指导。机关卫生委员主要担负动员本机关全体人员进行卫生运动之责。在部队，中革军委于1932年10月将红军总军医处改设为红军总卫生部。军团和师一级设立了卫生部，团设卫生队，连级单位设卫生员。同时规定，在政治指导下，以团为单位组织卫生防疫运动委员会，经过群众推荐，设主任1名，委员5至9名，主要担负动员本部队全体进行卫生运动之责。在部队每个伙食单位还须成立卫生小组，公推组长1人，负动员本组进行卫生之责。在中央，中央政府为保障工农大众的生命安全，为加强对防疫工作的指导，由人民委员会通令中央一级机关各派代表一员，组织防疫委员会进行防疫工作。为了协调中央苏区政府各部门之间在卫生防疫方法上的关系，进一步加强卫生防疫工作的组织领导，1934年3月10日，中央政府决定把原有的卫生运动委员会加以调整，更名为"中央防疫委员会"。"中央防疫委员会"的主任由中央革命军事委员会卫生部部长贺诚兼任，下设宣传、设计、疗养、总务科、隔离所等部门。至此，从中央到地方的卫生防疫机构的建立基本完成。

苏维埃各级卫生防疫机构的建立，首开以政府为主导的中国卫生防疫组织保障之先河，体现了党对苏区人民生命健康的极高重视。

二、形成疫病防控机制

1932年3月，苏维埃中央政府颁发了《苏维埃区域暂行防疫条例》，以法律文本的形式对疫病的处置、防疫的范围、措施及预防方法等诸多方面作出了严格的规定，初步形成了预防、疫情报告、病人隔离等三步防控机制。

一是制定各项预防措施。为了加强对疫情的防范，《苏维埃区域暂行防疫条例》规定：在居民所在地及圩场、村落、街道、天井、店铺、住室及公共场所，每半个月进行一次大扫除；潴留污水的水道、水池、沟渠要开通；尘土脏物应集中于圩场、村落以外之地进行焚烧。在个人卫生预防方面：条例规定家庭用具及衣褥要洗涤干净，在日光下曝晒消毒。在食物预防方面，条例规定井水附近不能建厕所，井口必须高于地面一尺；河水必须疏通，不准将污物或死物抛弃于河中；一切食物必须煮沸后再吃，辣椒、酒必须少食，不可与传染病人同食等。为了预防疟疾的发生，倡导用金鸡纳霜丸和中药常山、小柴胡汤来预防和治疗；在群众中广泛开展捕蝇竞赛和宣传消灭蚊虫的益处；为了防止鼠疫流行，发动群众养猫及填塞鼠洞。防疫条例还对如何防止伤寒、痢疾、下肢溃疡、疥疮等病提出了预防的方法。除此之外，中央内务部在颁布的《防疫简则》中规定：为了预防天花，各地在春季期间，无论男女，一岁至二十岁，在可能的范围内，每年都应种牛痘一次。在条件允许的地区，要注射防疫血清以预防霍乱和瘟疫。

二是实行疫情报告的制度。《苏维埃区域暂行防疫条例》规定：防疫范围以区为单位，由区政府领导各乡群众团体执行防疫任务，严格实行疫情报告制度和防疫巡视制度。一旦发现霍乱、赤痢、伤寒、天花、猩红热、白喉、鼠疫、流行性脑膜炎等传染病，应立即向上级组织及邻区报告，任何团体组织和个人不得延误，报告时应写明病状、病名等项。

三是对传染病人实行隔离的制度。《苏维埃区域暂行防疫条例》规定，对传染病人的衣物及使用过的器皿等物必须以火焚烧，对其尸体必须在远离住地5—6里之处深埋7尺或火葬处理；对疫区周围5—6里之范围内必须实行隔离并断绝交通往来；离

24

疫区 5—6 里之外的地方不能开大会、赶圩场，不能多人集合一处，以免交叉传染。

除了以上的三步防疫机制外，中央内务部制定的《卫生运动指导工作纲领》中，要求卫生指导员的职责是：一是每个月要将所发现的各种疾病统计一次，并将上个月和下个月对照考察，看是否减少或增多；二是把当地因病死亡的人员每月统计一次，对其病症及老年、幼年、壮年分别记载；三是每月终，卫生指导员除到各县、区及城市苏维埃卫生部检查一次卫生工作外，还应向中央内务部卫生科报告一个月的工作情形。1934 年 3 月 16 日至 23 日，中华苏维埃共和国临时中央政府举行了防疫运动周，明确规定：已发现疫病的地方划为疫区，这一周暂时停止举行群众大会和演剧，严防传染；凡经过中央防疫委员会检查确诊为传染病者，须将其送至隔离所治疗；在防疫期内，各地务必举行大扫除一次，清通沟渠，封塞鼠洞，打扫内外驻地，掩埋死尸，开通或淘通吃水井。

三、普及卫生防疫知识

为了防治疫病，党领导苏区各级政府在群众中加强卫生防疫知识的宣传和教育，发动群众科学地防病治病；同时组织人民群众以前所未有的热情参加到卫生防疫运动中，他们因地制宜，因陋就简，采取一系列行之有效的办法防病治病，收到了明显的卫生防疫的效果。

由于长期受愚昧、落后思想的影响，苏区曾流行"无产阶级要醒醒""生疮是真革命""开窗户，没有病死也要吹死"等错误认识。为此，苏维埃政府一方面号召全体人民行动起来，为了解除群众切身的痛苦和增加对敌人的战斗力，向苏区一切污秽和疾病作斗争，同工农群众自己头脑里残余的顽固守旧迷信的思想习惯作斗争；另一方面通过给群众上卫生常识课、唱革命歌曲、演话剧、开辟墙报卫生专栏等形式广泛普及卫生常识。中央内务部下发的《卫生运动指导员工作纲要》规定：卫生指导员负有向群众宣传卫生知识的职责，使群众普遍了解防疫的方法，使之自觉注意个人和公共卫生，以减少疾病和死亡。

在中央苏区，红一方面军于 1932 年 9 月 21 日颁发了《中国工农红军第一方面军第三次卫生会议决议案》，对卫生防疫宣传专门做了部署，要求部队卫生机构做好文字宣传、口头宣传、文艺宣传的工作。在文字宣传中，决议案要求各伙食单位组织卫生识字课，由医务人员每星期上一至两次卫生课；各卫生机关必须负责书写卫生标语及张贴卫生画报；各机关报纸、墙报须尽量登载卫生资讯。在口头宣传中，决议案要求卫生机关经常召集卫生会议，报告卫生事宜，并以团为单位，每星期上一次卫生课，如遇群众大会或军人大会，卫生机关须派员作详细卫生报告等。在文艺宣传中，要求各师卫生机关编演卫生新剧每月至少一至两次，在时疫发生时加紧宣传力度。决议案还要求部队实行卫生检查竞赛制度，优胜者奖励，未达标者予以通报批评或处罚。[①] 同年，10 月 10 日，中央革命军事委员会在《关于开展卫生防疫运动的训令》中号召各级指挥员、政治工作人员和卫生人员要切实地鼓励起前线摧毁敌人的精神和勇气，从卫生上来消灭现行的疟疾、痢疾、下腿溃疡等时症，要运用卫生标语、传单、讲演、竞赛等各种方法进行卫生运动；各伙食单位的卫生委员会，须立即组织起来，并建立经常性的工作，由各级卫生机关直接指挥。可见，普及卫生知识，增强防疫能力的宣传工作也摆上了红军指挥员的议事日程，成为部队政治思想工作者和卫生员的应尽职责。

在闽浙赣苏区，针对苏区疾病率和死亡率的增高给人民健康带来的严重威胁，闽浙赣省苏维埃政府十分重视群众的卫生普及工作，早在 1931 年 9 月 6 日通过的《中共赣东北省代表大会关于苏维埃工作决议案》中提出，"要灌输卫生常识于一般劳苦群众，使他们自己起来注意疾病，个人的公共卫生，以减少疾病和死亡。"[②] 在苏区出现了"人人以讲卫生为荣，以不讲卫生为耻"的可喜局面。

在湘赣苏区，《红报》于 1932 年 8 月 28 日发表社论——《怎

---

① 高恩显等：《新中国预防医学历史资料选编》（一），人民军医出版社 1986 年版，第 54 页。

② 高恩显等：《新中国预防医学历史资料选编》（一），人民军医出版社 1986 年版，第 27 页。

样防止与救治流行的瘟疫》，社论提出，"瘟疫问题已经成为目前湘赣苏区中的一个不能忽视的严重问题，这一问题关系到湘赣苏区中的革命力量与革命战争的胜利发展，是异常严重，因此，提倡与扩大卫生防疫运动，迅速消灭瘟疫是我们当前一个实际的任务。"① 社论还号召大家不要迷信什么天命，什么神鬼，把一切疾病的发生归于天灾劫数的无稽之谈，要求大家迅速地行动起来，开展卫生清洁运动，消灭流行瘟疫，争取革命战争的胜利。1933 年春季，湘赣省苏维埃在"四全"代表大会通过的《卫生防疫问题决议案》，要求各级苏维埃应加紧深入群众做卫生防疫的宣传鼓动工作，打破群众迷信封建的残余思想，普及生理学的常识，使群众了解卫生防疫是巩固阶级战争力量争取革命战争的关键，能普遍自觉地来执行卫生防疫的工作。

在闽西城乡，为了广泛地普及卫生防疫知识，各区乡苏维埃政府利用集会、画刊、诗歌等形式进行宣传。在长汀，中央看护学校的学生们，利用节假日，到长汀大街小巷进行宣传活动，他们站在板凳上，手持喇叭，向过往的市民宣传卫生常识，并主动同市民一起清除污水、垃圾。在上杭，流传一时的《卫生歌》唱道："工农大众听分明，疾病也是大敌人；有病红军难打仗，有病工作做唔成（"唔"是客家方言，意为不）；要同疾病作斗争，大

---

① 高恩显等：《新中国预防医学历史资料选编》（一），人民军医出版社 1986 年版，第 27 页。

家就要讲卫生；假使卫生唔讲究，灵丹妙药也没用。中央苏区内务部，卫生纲要早颁布；卫生运动要开展，纲要大家要实行。当家作主工农兵，身体锻炼莫看轻；饮食居住要清洁，传染病人要隔离。公共卫生要做好，扫除污秽莫停留；吐痰便溺莫随便，消灭蚊子并苍蝇。革命战争很紧张，青年同志上前方，身强力壮铁般硬，唔怕敌人唔缴枪。"通俗易懂的民歌形式，阐述了卫生防疫运动的意义和方法，群众极易理解和接受。

　　为了深入地普及卫生常识，1934 年 1 月，在"二苏大"期间，总卫生部长贺诚专门为会议代表编写了一本《赠送第二次全苏大会代表卫生常识》的小册子。贺诚在这本小册子的"开头话"中写道："为了减少苏区革命群众的疾病与痛苦，加强我们的战斗力量，必须使一般工农劳苦群众了解普通卫生知识，加强卫生工作。为了这一目的，中央内务部的卫生管理局及中央军委总卫生部，特编订卫生常识。将苏区最普遍不卫生现象及目前卫生急应举办各事，扼要说明供献给第二次全苏大会，要求各代表同志按照书本所载，在各地作广大而深入之宣传，以便在最短期间使全苏区建立初步卫生工作，减少疾病。"[1]《卫生常识》详细列举了喝生水、用塘水洗米、洗菜的害处，开天井应注意的事项，住房附近不可堆积污水污物，注意居住卫生等；破除叫魂治病、停尸不

---

[1]　高恩显等：《新中国预防医学历史资料选编》（一），人民军医出版社 1986 年版，第173 页。

埋、弃婴河内等迷信落后的乡俗恶习，讲解早婚早育对女性健康的害处；呼吁人们深入、持久地开展灭蝇运动，认识苍蝇是瘟疫的传染源，要将其消灭在萌芽状态；告知群众如何采用滤水法、明矾法、煮沸法使饮用水清洁卫生；告示疥疮、下腿溃疡、赤痢、疟疾等"四大疾病"的预防方法。"二苏大"结束后，各地代表将《卫生常识》一书带回家乡，向群众作广泛的宣传。

卫生知识的普及对群众加强疫病的防范意识和提高人民的健康有着不可估量的意义。尽管中华苏维埃共和国处于战争年代，经济状况异常拮据，但党和政府对涉及人民健康的卫生医药书籍的出版工作仍然十分关注。1931 年秋，红军总医院创办了《健康报》。中华苏维埃共和国临时中央政府的机关报——《红色中华》上经常载有医药卫生工作的政令和有关治疗、预防常见病的医学知识。1932 年又出版了通俗性卫生常识刊物《卫生讲座》。为了加强对红军卫生工作的指导，总卫生部于 1933 年创办了《红色卫生》，专门刊载有关红军卫生工作的评论、消息、卫生简讯及卫生常识等。1933 年 2 月 13 日，《红色中华》发表题为《加紧防疫卫生运动》的社论，号召进一步搞好防疫卫生工作，做到"养成他们的卫生习惯"，"注意到别人，注意到公共卫生"；1932 年 1 月 13 日，《红色中华》报社发表题为《大家起来做防疫的卫生运动》的社论；1932 年 8 月 28 日的《红报》社论指出，"组织采药队，到各地采办各种草药"；1934 年 6 月 12 日的《红色中华》

详细介绍了用常山、柴胡治疗疟疾的方法。

这一时期,红军卫生学校曾于1933—1934年间编写和翻印了20多种讲义,基础理论的、实际应用的都有,内容简明扼要,对培训学员、普及医药卫生知识,起了很重要的作用。其中有:《病理学》《简明药物学》《实用内科学》《实用外科学》《简单绷带学》《简明细菌学》《诊断学》《处方学》《卫生学》《外科总论》《皮肤花柳病》《眼科》《传染病预防法》《耳科》《妇科》《产科》《内科消化病学》《药物学补录》《生理卫生常识》《生理解剖图》《冻疮的预防和治疗方法》《西药学》《实用外科药物学》《临症便览》等几十种。中革军委总卫生部、中央内务部及其卫生管理局也编印出版了一些医疗卫生方面的小册子,既供红军卫生学校使用,也发给地方上作卫生防疫工作的指导。其中有:《医学常识》《卫生常识》《四种病》等。这些讲义、小册子的编印出版,对加强苏区的卫生防疫和战场救护发挥了重要的作用。

四、开展卫生防疫运动

卫生防疫事关革命根据地人民健康的大事,为使每一个群众都动员起来,积极、自觉地投入卫生防疫中来,1932年1月12日,中华苏维埃共和国临时中央政府人民委员会第四次常委会决定在苏区普遍开展以预防常见病、流行病为主要内容的群众性卫生防疫运动。第二天,《红色中华》发表了社论《大家起来做防疫的卫生运动》，社论指出："防疫的卫生运动，是保障工农群众和红军的健康运动，是为强固革命力量去争取苏维埃更大发展和胜利的运动，我们为要消灭残酷的国民党军阀更要有强健的身体，努力做防疫的卫生运动。"[1]1933 年 2 月 13 日，《红色中华》发表《加紧防疫卫生运动》的社论，提醒人们注意："有的地方春疫已经开始了，我们必须认识：加紧注意卫生，防止疾病的传染，保护苏区内每个工农劳苦群众的健康，在目前与敌人作生死决斗的紧急关头是重要的。我们必须在广大群众中，进行防疫卫生运动的宣传，将每个群众都动员起来，自觉地参加这一运动。组织群众的卫生委员会，组织特殊礼拜六或义务劳动日，进行清洁工作"。[2]在苏维埃中央政府的号召下，一场轰轰烈烈的群众性卫生防疫运动在苏区展开。

在区乡一级，苏维埃政府规定定期打扫公共场所的卫生，要求村民不吃疫病禽畜，用石灰水消毒，禁止传染病人进出等。各级卫生防疫委员会发起礼拜六义务劳动日，动员群众扫除房屋，清洗沟渠、焚烧垃圾、洁净身体。各乡村民也能自觉利用端午、重阳、春节等传统节日进行全面的大扫除。为了使群众性的卫生运动持之以恒，中央内务部规定卫生日期间，党政军所有的工作人员不分职务高低，群众不分男女老幼全部出动，在卫生小组的

---

① 《红色中华》1932 年 1 月 13 日，第五期。

② 《红色中华》1933 年 2 月 13 日，第五十二期。

带领下在村庄、圩场、街道开展大扫除。在兴国、上杭等地，基本上做到了每 10 天或 7 天开展一次卫生运动，除了进行大扫除，还增加了洗澡、洗衣、开窗、晒被等事项。在瑞金，毛泽东在沙洲坝带领群众挖水井，解决了当地饮用污浊塘水的问题。这口水井现在还保存着，新中国成立后当地群众在井边竖起了石碑，上刻："吃水不忘挖井人，时刻想念毛主席。"1933 年 4 月，兴国长冈乡塘背村的村民们订立了共同遵循的八条卫生公约，受到了毛泽东的赞扬。

1932 年 4 月 2 日，湘鄂赣省苏维埃政府执委扩大会行政计划决议案提出"推广卫生教育，举行清洁运动"。闽浙赣省苏维埃卫生部也以"清洁运动""卫生运行周"等突击运动的形式来推动卫生工作全面深入的开展。1933 年 2 月 6 日的《工农报》报道了闽浙赣苏维埃政府开展的"清洁运动"情况："省苏维埃卫生部最近在省苏维埃领导下，决定即刻发动全省群众举行清洁运动，扫除污秽，清洗明沟阴沟，以免生长蚊子苍蝇，减少热天的疾病。同时，又在各方面设法购买大批热天的药品，以预防病疫流行"，并要求"全省工农群众应该在省苏维埃卫生部领导之下，注意清洁卫生，免生疾病"①。

群众性的卫生运动还深入到学校的文化教育中。在闽西劳动

---

① 《工农报》1933 年 2 月 6 日，第六十七期。

小学的卫生课本中曾这样写道：学校是我们共同居住的地方，同我们的健康有直接的关系，所以，不可不注意学校的卫生。1931年闽西苏维埃政府教育部制定了《劳动小学训导材料》，在卫生方面制定了"不饮酒、不抽烟""痰吐盂内，尿拉缸里，字纸废物不乱丢""菜渣肉骨不得丢在地上"等规定，这对培养苏区人民养成良好的卫生习惯，保持身心的健康起了促进的作用。

在群众性的卫生防疫运动中，人们还创造出形式多样的竞赛活动，订立了口头或文字的竞赛条约，人人争当卫生运动的模范。在中央苏区出现了家与家竞赛，小组与小组竞赛，村与村竞赛，乡与乡竞赛，区与区竞赛，以至发展到县与县竞赛，机关与机关竞赛，部队与部队竞赛的可喜局面。竞赛优胜者除了获得奖旗，登报表彰外，还可在物质上得到鼓励。卫生竞赛成为提高群众讲卫生的意识、鼓励群众向着污秽和疾病作斗争的一种有效的方法。

1934年3月，中央防疫委员会成立后，再次要求广泛深入地开展卫生运动，把卫生运动变成群众运动之一，并建立最低限度的经常卫生工作，从而将群众性的卫生运动日常化、制度化。

第三节　革命根据地疫病防治的成效与经验

中国共产党在苏区领导开展了轰轰烈烈的群众性卫生防疫运动，提出了卫生防疫政策纲领，采取了一系列行之有效的疫病防治措施，有效地防治了疟疾、痢疾等传染性疾病的流行，保障了农村革命根据地的巩固和发展，并为以后的疫病防治积累了宝贵的经验。

一、疫病防治取得明显的成效

党领导的苏区卫生防疫运动，虽然是在战争环境中展开，但由于目标明确、组织严谨、措施切实可行，取得了巨大的成效。

卫生防疫运动直接的效果是降低了疫病的发病率，从而保护了苏区军民的生命健康，保证了红军的战斗力。在闽浙赣苏区，1932 年与 1931 年相比较，由于经常举行清洁卫生比赛，疾病减少了 90%。[①] 在粤赣苏区的西江县，曾经多次发生过鼠疫，在经过大量的宣传、打扫、检查等防疫卫生工作后，"于数日间，把群众的卫生工作在全县开展起来了，特别是在城市、面门、黄安三区，更是焕然一新，全县严重的时疫完全被消灭了。"[②] 中央苏区的永丰、公略、乐安、赣县等曾为战区的县份"掩埋死尸的工作做得好"，[③] 因此没有瘟疫的发生。在红军部队，提出了开展为了指战员健康的口号，在全军开展以防治疥疮、下腿溃疡、痢疾、疟疾为中心的群众性卫生运动。通过卫生运动，不仅使疥疮

---

① 邓铁涛：《中国医学通史》（近代史卷），人民卫生出版社 2000 年版，第 555 页。

② 《红色中华》1934 年 3 月 24 日，第 166 期。

③ 何友良：《中华苏维埃区域社会变动》，当代中国出版社 1996 年版，第 280 页。

基本消灭了，下腿溃疡、痢疾、疟疾的发病率也大幅度下降了，其他疾病也随之减少了。

卫生科学知识的广泛宣传，使苏区军民提高了卫生文化素质，改善了生活习惯。每个青年同志，经常地洗衣服、被毯，洗澡、剪指甲，不卫生的东西不乱吃，而部队"每到一地，三十米以内的地方，打扫干净，扫除秽水，秽土，挖厕所"。农民群众积极疏通水沟，开挖水井，改善饮水。许多老百姓能经常"洗澡、洗衣、晒被子，打扫干净房屋"，逐渐养成了不喝生水、不吃不洁食物的习惯。许多村民生病不再求神，而是主动到医院救治。村民们认识到了牲畜的圈棚也要讲清洁卫生，注意打扫圈棚，牲畜生病也知道及时隔离的必要性。1934年，毛泽东在第二次全国苏维埃代表大会上指出，疾病是苏区的一大仇敌，开展卫生运动使苏区卫生四个月来大有成绩，比以前更清洁了。因此，卫生防疫运动确实在很大程度上改善了苏区的文化卫生面貌。

在国民党的包围与封锁下，苏区医药缺乏，而疫病有其规律，如果预防在先，将是事半功倍。中华苏维埃共和国临时中央政府副主席项英曾指出："国民党军阀的武装进攻我们倒不怕，可以用工农群众的力量和红军的英勇将他们击败，将他们消灭。国民党军阀用最残酷方式所制造出来的瘟疫，这个东西发生和传染起来，在目前缺乏药的时候，解救是十分困难的",① 所以要举行防疫卫生运动。项英不仅说明了预防的必要性，而且还号召大家起来防疫。苏区卫生防疫运动开了我国"预防为主"卫生工作方针和群众性爱国卫生运动的先河。

二、疫病防治积累了初步的经验

首先，党和政府的高度重视和正确领导。苏区疫病流行时，党和政府给予了高度的重视，1932 年 3 月中华苏维埃共和国成立后不久，就颁布了第二号训令，训令指出：苏区的疫病问题是一个很严重的问题，若不从速设法防止，将它消灭，这是与革命发展有重大损失的。中华苏维埃共和国临时中央政府成立后，全国苏区迅速建立了从城市到乡村，从中央到地方，从机关到部队的各级卫生防疫机构，即各级卫生运动委员会和卫生小组。1934 年 3 月成立了中央防疫委员会，成为中央苏区疫病防控的中央领导机构。同时，设立工农医院、药业合作社、公共看病所、诊疗所等医疗救治机构，创办各类医务学校，为防疫提供重要的物质和人才支持。为方便地方工作人员和工农群众看病，1933 年初，成立了"中央红色医院"，后改称为"苏维埃国家医院"。中央红色医院设有西医诊疗室、中医诊疗室、手术室、药房和病房等，医院除担负为党、政、军、群中央机关工作人员治病的任务外，

---

① 项英：《大家起来做防疫的卫生运动》，《红色中华》1932 年 1 月 13 日。

还给红军和附近群众治病。除此之外，在各省、县苏维埃政府驻地和一些大的集镇、乡村，建立了医疗诊所。苏区党政领导高度重视疫病的防治并且身体力行。1933年12月，毛泽东在他撰写的《长冈乡调查》中进一步强调："疾病是苏区中一大仇敌，因为它减弱我们的革命力量。如长冈乡一样，发动广大群众的卫生运动，减少疾病以至消灭疾病，是每个乡苏维埃的责任。"①1934年1月，第二次全国苏维埃代表大会召开，这次大会把苏区传染病防治工作提到了一个新的高度。1月27日，毛泽东同志在大会上指示："许多人生疮害病，想个什么办法呢？一切这些群众生活上的问题，都应该把它提到自己的议事日程上。应该讨论，应该决定，应该实行，应该检查。"②毛泽东还在瑞金沙洲坝村带头开凿水井，解决附近居民的饮水问题，著名的"红井"故事也流传开来。党的其他领导人朱德、周恩来、项英等也对苏区的疫病防治予以高度的重视，并对苏区的疫病防治工作作出过重要批示。

其次，人民群众的广泛宣传与积极参与。苏区的卫生防疫工作始终坚持正确的群众路线，一切从群众的利益出发，发动群众、教育群众、依靠群众，得到了群众的支持与拥护，促使广大群众积极参与了疫病的防治工作，才获得了苏区时期的防疫成

---

① 《毛泽东文集》第一卷，人民出版社1993年版，第310页。
② 《毛泽东选集》第一卷，人民出版社1991年版，第138页。

绩。为了向群众宣传卫生防疫知识，苏区采取了许多喜闻乐见的宣传方式，如组织宣传队、举办短训班、集会表演、张贴标语、出墙报、办夜校、办识字班、化装演讲等，对军民进行卫生防疫教育；出版发行《健康》《红色卫生》《卫生讲话》等报刊，在《红色中华》《红星》等重要报纸开辟卫生专栏刊载大量疾病防治科普文章；创作的《卫生歌》通俗易懂，迅速在苏区传唱。在苏区各级政府的大力动员下，广大群众积极担当卫生防疫宣传员，定期开展卫生竞赛，清扫公共场所卫生，利用春节、清明、端午、重阳等传统节日开展卫生大扫除。经常举行卫生晚会和卫生游艺会，表演卫生娱乐节目。随着防疫知识的广泛宣传，各区、乡、村订立了卫生公约，使卫生防疫运动群众化、制度化、常态化，有效防止了疾病蔓延。

再次，颁布了一系列卫生法令和政策，建立防疫法规制度。由于历史条件所限，这些条文多以条例、纲要、简章、决议案、训令等形式出台，但其法律效力在当时等同于成文法。如《苏维埃区域暂行防疫条例》《卫生运动指导员工作纲要》《卫生运动纲要》《卫生决议案》《卫生法规》《市政卫生条例》等，内容涉及医疗机构设置、社会福利事业、优待伤病兵、卫生防疫运动、药品管理等，使苏区的防疫工作有法可依，有章可循，保证了卫生运动顺利开展。苏区基层对这些防疫法规条例以及所规定的疫病防治措施进行了认真落实。苏区疫病防治工作的顺利进行，苏区直接领导的区乡苏维埃功不可没。他们对于组织群众、说服教育以及各项预防具体措施，均予以积极推动和认真落实。如为了督促卫生运动，区苏维埃政府组织了卫生检查突击组，对各乡、村的卫生工作开展了突击检查。许多乡干部还经常挨户巡视，发现患者，报告疫情，为卫生防疫工作作出了巨大的贡献。

总之，20 世纪 30 年代，中国共产党领导的苏区积极开展卫生防疫运动，大力宣传文化卫生知识，不断提高广大群众的思想认识，大大改变了苏区城乡卫生面貌，提高了人民的健康水平，为保卫根据地起了重大的作用。苏区的疫病防治工作，也为新中国的卫生防疫事业奠定了基础，对今天的卫生防疫工作也不无启迪。

第二章

抗日根据地重大疫病的防治工作

抗日战争时期，中国共产党领导八路军、新四军，在全国创建了一批抗日根据地，构成了抗击日寇的坚强屏障。由于日本帝国主义的侵略，以及根据地卫生条件落后、人口流动等因素，抗日根据地的疫病流行情况严重。在党中央的领导下，各抗日根据地开展了疫病的防治，有效地控制了疫病的流行。抗日战争时期，通过防治重大疫病工作，党领导的医疗卫生事业有了很大的发展，改变了根据地落后的医疗条件，提高了军民的健康水平，融洽了根据地党政军民关系。

第一节　抗日根据地的重大疫病

抗日战争时期，党所领导的根据地都位于远离大城市的内地乡村，医疗卫生条件十分落后，医疗资源极其缺乏。由于医疗卫生条件落后，抗战前内地乡村就常有疫病的流行，如晋冀鲁豫边区的太行区在战前就有天花、肺结核、霍乱及其他传染病的流行。全面抗战开始以后，疫病的流行更加广泛。党领导抗日根据地的军民进行了重大疫病的防治工作，取得了明显的成效。

一、触目惊心的疫病

旧中国的医疗卫生条件极差，而各抗日根据地又建立在缺医少药的农村，疫病流行是各敌后抗日根据地普遍存在的问题。在党中央所在的陕甘宁边区，虽然局势比较稳定，但是伤寒、回归热、肺炎等急性发热的传染病经常暴发，成人的死亡率高达 3%。1941 年 1 月至 3、4 月，边区发生了传染病，以甘泉、富县、志丹等县最为严重。甘泉县一、二、三区有 876 人染病，死亡 186 人，死亡率高达 21%。[①] 甘泉县一区的一个小学，死了 10 多名学生，学校全部停课。[②] 据中央军委后方勤务部卫生部长饶正锡 1941 年 3 月 18 日写给林伯渠、高自立两位边区政府正副主席报告中称："延安北区之红庄发生猩红热，该村 10 岁以下小孩子因此病而死有十数名，该村现有小孩发生此种传染病占 50%，发病后而死亡者占 20%。"[③] 1942 年定边县政府也报告："各乡区，自 5 月至 8 月，发生各种传染病，重要是出斑（出斑即出水病，即伤寒或斑疹伤寒之类的病），共计死亡 377 名，缺医少药，疫情尤为严重。"[④] 各类传染病以及接生、育儿知识的缺乏等原因，导致某些地区婴儿的死亡率高达 60%。[⑤] 陕甘宁边区的疫情之重，触目惊心。

晋察冀边区作为华北敌后最大的抗日根据地，疫病发病率、

① 《边区卫生处防疫队返延安总结工作》，《解放日报》1941 年 8 月 17 日。

② 《陕甘宁边区政府文件选编》第 3 辑，档案出版社 1987 年版，第 112 页。

③ 陕西省地方志编纂委员会编：《陕西省志·卫生志》第 72 卷，陕西人民出版社 1996 年版，第 114—115 页。

④ 刘景范：《陕甘宁防区防疫委员会五个月来的工作报告》，《解放日报》1942 年 10 月 29 日。

⑤ 李鼎铭：《关于文教的工作方向》，《陕甘宁边区政府文件选编》第 8 辑，档案出版社 1988 年版，第 458 页。

死亡率非常高。《晋察冀日报》一篇通讯中写道："病人之多，病祸之延续与反复，死亡率之大，可以说是百余年来所未有的。"①在各种各样的疾疫流行中，晋察冀边区的广大群众和部队中发病最多、流行最广、危害最大的传染病是疟疾。从1938年起，晋察冀边区部分县、区每年都有疟疾的爆发和流行，8年全面抗战期间的发病总人数达2000余万例次。1943年秋季在灵寿县三区疟疾流行的两个月中，全区538户2156口人中死亡302人。②1943年10月14日，晋察冀军区卫生部医疗队报告，灵丘县五区乞回寺健康人民仅4.1%，病人中疟疾占67.7%。③痢疾是抗战时期晋察冀边区发病率仅次于疟疾的传染病。据统计，抗战时期晋察冀边区共有痢疾发病800余万例，约占当时居民发病总数的20%。④除了疟疾和痢疾两种发病率最高的疫病外，其他传染病如天花、伤寒、斑疹伤寒、感冒和流行性感冒、回归热、麻疹等疾疫在晋察冀边区的流行也时常发生。例如，从1944年秋到1945年春间，晋察冀边区的曲阳游击区再次出现了麻疹的流行，七区岸下村及附近的村庄，一个多月时间就死了300多名儿童。⑤在1945年2月16日前大约一个月的时间里，罗庄村全村16岁以下儿童743

---

① 《晋察冀日报》1942年3月11日。

② 蔡公琪：《开展地方卫生工作》，《卫建》1944年4月，第3卷第2期。

③ 刘璞：《防疫工作》，《卫建》1944年4月，第3卷第2期。

④ 朱克文：《中国军事医学史》，人民军医出版社1996年版，第263页。

⑤ 白冰秋：《曲阳游击区麻疹调查》，《晋察冀日报》1945年5月27日。

人，患麻疹的 366 人，占总数的 49.2%，死亡 47 人。①

在山东根据地，疟疾被群众俗称为"打摆子"或"发脾寒"，在山东鲁西南、鲁北地区较为严重，有"十人九摆"之说。在 1943 年，鲁中军区有的部队发病率高达 80%，曾有一个连队由于全连都患了疟疾，60 里路行军 3 天还未到齐。疟疾在山东根据地居民中发病最高，鲁中、鲁北、鲁西南地区有的村庄几乎每家都有疟疾病人，部队行军到哪里都有传染源。此外，痢疾常在夏秋季节流行，危害军民健康，部队和群众每年都有大批病人发病，胶东军区部队 1942 年痢疾发病数占传染病发病总数的 29.5%。除了疟疾和痢疾这两种十分常见的疫病外，脑膜炎、伤寒、回归热、黑热病等疫病频繁在山东根据地流行。1944 年，在滨海区广泛流行伤寒、回归热春季传染病，在日照西朱磨村一个只有 360 多人的小村庄，就有 192 人染病，病死 12 人，春耕也受到了很大的影响。②鲁中米山区、九山区、嵩山区一带在 1944 年夏秋发生严重的疫病，临朐县 300 多个村庄中病倒 20000 余人，全县病死 1059 人，占病人的 13%，很多村庄全庄病倒。③1945 年春，山东根据地滨海区又暴发了疫病。日照纸房

---

① 晋察冀军区卫生部：《急起扑灭和预防麻疹病灾的流行》，《晋察冀日报》1945 年 3 月 3 日。

② 《开展社会卫生运动》，《大众日报》1944 年 6 月 21 日。

③ 《国民党制造下空前大病灾，省政委会派员抢救临朐人民》，《大众日报》1945 年 1 月 23 日。

区横沟村 1945 年春脑膜炎流行，从 2 月 18 日到 3 月 6 日的 17 天内，即病倒了 84 人，死亡 22 人。[①] 鲁中区沂南一带急性脑膜炎甚为猖獗，据初步的统计，仅岸堤庄病 70 余名，死 11 人，耿家官庄病 10 名，死 6 名，隋家店病 22 名，死 6 名。[②] 海陵县河南区蒜庄湖于 1945 年 5 月 11 日到 13 日，3 天内全庄病倒 200 多人，全村都陷入到了恐慌之中。[③] 黑热病在山东被群众俗称为"大肚痞"，流行已有近百年的历史，分布较广且各地均有散发和流行。据统计，胶东军区部队 1944 年黑热病发病数占传染病发病总数的 0.57%，而鲁中部队黑热病发病还要高于胶东部队。

在晋冀鲁豫边区，1938 年和 1939 年两年间冀西流行恶性疟疾，1941 年蔓延到了漳河两岸，到 1942 年几乎遍及全区。1939 年，太南的林县、平顺一带发现了伤寒，1940 年侵入了黎城、左权等县，1943 年蔓延到全区。1943 年夏秋之交冀南旱灾严重的时候，霍乱流行，二专区巨鹿县病死 3000 人，三专区曲周县东王堡村 150 户死亡 600 人，其中因传染病致死的占 75% 以上。抗战期间，晋冀鲁豫边区得传染病而死者达 86 万人，患病者 1200 万人，占边区全体人口 2800 万人的 42.86%。[④] 位于晋冀鲁豫边区腹地的太行根据地，疫病流行的情况也十分严重。据统计，1944 年武

---

① 《横沟村疫病已被治之，现在全村都不信神》，《大众日报》1945 年 3 月 19 日。

② 《沂南流行脑膜炎病，鲁中联办组织急救》，《大众日报》1945 年 4 月 2 日。

③ 《海陵县卫生所治好蒜庄湖二百病人》，《大众日报》1945 年 6 月。

④ 齐武编著：《晋冀鲁豫边区史》，当代中国出版社 1995 年版，第 384 页。

安县马店头全村 411 人，就有 308 人害病，占总人口的 74.9%。
上麻田村 604 人，害疟疾的 514 人，占总人口的 85.1%。患者以
壮年最多，约占 45%，其余为老年、幼年。[①]

二、战争对疫情的加重

抗日根据地疫病之所以会频繁地暴发，往往直接或间接地与
战争有关。日本帝国主义的侵略，尤其是 1939 年以后频繁的"大
扫荡"和破坏，使根据地的生产力水平急剧下降，粮食紧张，许
多房屋被烧毁，而且在"大扫荡"期间人民群众流离失所，白天
以树叶、北瓜充饥，夜晚则露宿在野外，从而造成了身体素质的
急剧下降，因而对疾病的抵抗能力降低，容易感染各种传染病。

在晋察冀边区，日军的"扫荡"时"三光"所到之处，"房
屋被烧，庄稼被毁，村庄被抢劫一空，只剩下一些残垣断壁"。
边区的生存环境严重恶化，老百姓只能扶老携幼住山洞、地洞、
野地，只能吃野菜、树皮、树叶维持生活，大大降低了民众预
防、治疗疫病的能力，病毒则乘虚而入。日军"扫荡"之后，疫
病常迅速地波及全村全区全县其至更广的地区。1941 年秋季反
"扫荡"后，平山县时疫流行，患者日增，本县人民患病十之
八九，军民健康受到莫大的损害。北岳区患病 10 万人，病死的

[①] 太行革命根据地史总编委会：《开展群众卫生运动》，《太行革命根据地史料丛书之
八·文化事业卷》，山西人民出版社 1989 年版，第 663 页。

仅盂县、平山县就 1 万多人；1943 年冬天日军"扫荡"后，仅灵寿县 24 个村子 7400 人当中，就病了 814 人；1943 年日军"蚕食"灵寿县行唐区，灵寿三区患病 3784 人，死亡 1295 人。[①]

1941—1945 年晋察冀边区病灾流行与日军"扫荡"的关系[②]

时间	流行疾病	流行情形	流行区域
1941 年（第一次大"扫荡"）	疟疾、流感、痢疾、伤寒、回归热等	每个流行疾病的村庄平均80%以上患病，其中最严重的 3 个村，三四个月内死亡 262 人，平均每个村死亡 87 人	阜平一、二、三、四、五等 5 个区，88 个村以上
1943 年（第二次大"扫荡"）	疟疾、肠炎、下痢、疟疾并肠炎、流感、回归热等	全家病倒无人下厨者不觉为奇，甚至有人死在炕上无人掩埋，以致啼哭之声时有耳闻	7 个县区域，20 个区 388 个村以上
1945 年	麻疹	死亡 2000 儿童，患病儿童平均为 54.03%，死亡平均占发病儿童的 20%	曲阳四、五、六、七区 300 个村以上

在晋冀鲁豫边区，1940 年以后的疾病流行也与 1940 年"百团大战"第一阶段以后日军空前的报复"扫荡"有关。在日军的野蛮烧杀下，人民大批致伤，致残，发病人数也急剧增加，而

---

① 水生：《八年来晋察冀怎样战胜了敌祸天灾》，《北方文化》1946 年 7 月 1 日，第 2 卷第 3 期。

② 白冰秋等编：《十二年来部队协助地方开展卫生工作概括介绍》，《华北军区卫生建设史料汇编》（防疫保健类），华北军区后勤卫生部 1949 年内部出版，第 54 页。

且因长期在野外生活，衣被极不清洁，造成了疥疮这种皮肤病在全区蔓延。据辽县拐儿镇的调查，该镇 1939—1941 年的 3 年间，伤寒、疟疾、疥疮 3 种疾病的患者占人口的比例，分别占了 2.1%、21%、22.3%。[①]

抗战期间，日军还在抗日根据地直接施放病菌和毒气，以致疾病蔓延。在晋察冀边区，日军配合其军事"扫荡"，经常会散发大批注射了鼠疫、伤寒等病毒的病鼠、蝗虫等，进行了惨无人道的细菌战，以致后来每次日军"扫荡"后，根据地军民必有一次流行病的发生，在接近敌占区的军民，也经常发生同样的流行病。1939 年，定县日军命令捕鼠以制造鼠疫。1940 年，日军在孟县"普遍撒发病菌，故所有灾区患病现象极为严重。如八区之榆林、南北河，四区之上下石塘，病在炕者竟达到人口总数的 95% 以上"[②]。1941 年，日军在赞皇施放霍乱，造成了 601 人死亡。[③]1941 年，日军还大量地收集蚊子、老鼠，专门用来传播疟疾、伤寒、霍乱、鼠疫等，致使疫病大量发生。"几乎每村发病均在 90% 以上，而在孟口村，竟没有一个健康的人。孟口一个月死去了 50 多人。"[④]1942 年 2 月，日军在定县一带散发了

---

① 齐武编著：《晋冀鲁豫边区史》，当代中国出版社 1995 年版，第 384 页。
② 戴烨：《人间地狱》，《晋察冀日报》1941 年 12 月 25 日。
③ 郭成周、廖应昌：《侵华日军细菌战纪实：历史上被隐瞒的篇章》，北京燕山出版社 1997 年版，第 246 页。
④ 戴烨：《人间地狱》，《晋察冀日报》1941 年 12 月 25 日。

大批疫鼠，造成了当地鼠疫流行，油味村几天就死亡 70 余人。1942 年，日军对正定、无极、深泽等地区"扫荡"后，便到处释放疫鼠和跳蚤，形成了鼠疫。1943 年，日军在灵寿县上下石门村、吕生庄、西岔头、万司言一带释放鼠疫和跳蚤，造成了大量中国民众的死亡。上下石门村共 200 多户，最厉害的时候，每天死亡 40—60 人；万司言村只有 70 多户，每天竟死亡 10—20 人；晋察冀边区八区队也有 80 多人感染，死亡 36 人。①

当然，抗日根据地疫病的流行也与当时根据地环境卫生较差和群众的不良卫生习惯有一定的关系。1941 年 4 月《陕甘宁边区政府工作报告》指出："边区旧社会遗留给我们的产业，愚昧和贫穷而外，最使我们苦恼的，是不讲卫生。人畜同室，头、脸、身体、衣服，经年不洗"，"各山沟中出柳拐子、猩红热、斑疹、脑脊髓膜炎、天花、白喉，一年之中不知夺去了多少生命。"②边区防疫委员会于 1942 年 6 月调查延安胃肠道病一年四季都发生的原因，调查结果认为：一是厨房、厕所不卫生，二是饮用水不干净。防疫委员会随后又对水源和周围环境卫生进行了调查，发现很多地方水源污染严重，一些地方有畜粪、生活污水直接流入饮用水井中。许多地方的农民居住环境肮脏，

---

① 郭成周、廖应昌：《侵华日军细菌战纪实：历史上被隐瞒的篇章》，北京燕山出版社 1997 年版，第 247—257 页。

② 《陕甘宁边区政府工作报告》(1941 年 4 月)，档案出版社 1997 年版，第 234 页。

人畜同室。边区的妇幼卫生意识更为落后，产妇生产时，很少有妇产科医生，多由农村接生婆接生，割脐带不用消毒的剪刀，而用碎瓦片割断。产后用黄土或草木灰进行消毒，产妇三天三夜不能睡觉，只坐灰袋子上，喝些稀米粥。这种落后的习俗，导致了新生儿感染破伤风而大量死亡，也是孕妇营养不良、感染产后风的重要原因。不良生活习惯以及脏乱的环境导致苍蝇、跳蚤等病原物的繁衍滋生，使几乎一切可能有的传染病在边区都发生了。

晋察冀边区的卫生状况也十分糟糕，边区除冀中平原外，大都处于晋察冀三省交界地带，山多地少，贫瘠荒凉，边区广大人民饥寒交迫，无法谈卫生的状况。边区政府建立之初，主要的注意力放在军事斗争、政治和经济建设上，对卫生工作并未全力推进。而不良的卫生习惯，与疫病的发生息息相关。由于饮食不卫生，带来了伤寒、痢疾；由于身体、衣服、被子不卫生而生虱子，造成了出水斑和回归热。边区还有不少的地方是人畜同居，造成了环境卫生和公共卫生的障碍，大大影响了人们的健康。

边区疫病的暴发也和当时人民的思想观念有直接的联系。陕甘宁边区以前由于长期封建统治的影响，人民生活艰苦，文化落后，群众缺乏基本的科学卫生知识，一遇疾病，不少人不是请医诊治，而是相信神和巫术的力量，把它当作可以治病的权威，尤其在缺乏卫生设备的乡村，几乎包办了民间的医药。封建迷信左右着人民的思想，巫婆神汉成为人们所倚赖的对象。正如毛泽东同志指出的，"在一百五十万人口的陕甘宁边区内，还有一百多万文盲，两千个巫神，迷信思想还在影响广大的群众。"① 迷信盛行不仅使病人延误治疗，造成了不应该发生的人间悲剧，更为严重的是使疫病得不到有效的控制，许多人因此被交叉感染。在晋察冀边区，"求神鬼保佑""生死在天，命中注定"等迷信的思想左右着边区许多人。不少人一遇疾病就求神拜佛，延误了病情的治疗。如曲阳岸下村，一户人家四个孩子得了麻疹，因为家庭迷信，崇拜巫婆，服珍珠喝符水，不信任医生，四个孩子全部染病死亡。更为严重的是，在干部中仍有人迷信鬼神，把妇女的月经、生孩子看成是非常神秘的事，认为是决不能公开的"丑事"，这样就无法接受科学治疗，致使妇女病流行，造成了妇女、儿童特别是产妇、新生儿死亡率很高。特别是疫病来袭时，由于迷信思想的盛行，还造成了多人被交叉感染，例如1945年2月曲阳县不少村庄出现了麻疹，因为迷信，麻疹没有得到有效的控制，致使麻疹大暴发，曲阳县133个村庄53200名儿童中，有26600人发病，死亡4788人。②

① 《毛泽东选集》第三卷，人民出版社1991年版，第1011页。

② 北京军区后勤部党史资料征集办公室：《晋察冀军区抗战时期后勤工作史料选编》，军事科学出版社1985年版，第565页。

三、抗日根据地疫病防控的举措

严重的疫情，威胁着各抗日根据地军民的生命安全和抗日战争及各项建设工作的进一步开展。能否有效地预防、控制疫病，关系到各抗日根据地的坚持、巩固与发展。为此，在党中央的领导下，各根据地采取了许多措施同各种疫病作斗争。

（一）建立防疫领导机构

在抗日战争的特定条件下，抗日根据地的卫生防疫工作主要是由各根据地军区卫生部（处）统一领导的。而在根据地的各个地方，卫生防疫工作最初是由当地医药合作社、医生救国会、医药研究会等负责组织和实施的。为了加强对疫病防治的组织领导，1940 年 3 月，中共中央在延安召开了防疫工作会议，5 月 26 日成立了延安防疫委员会，由中央组织部、边区政府、延安市府、留守兵团、后方勤务部、青联、妇联、抗大、卫校等党政军及群众团体代表 33 人组成，李富春同志任主任，刘斗争为副主任，蒋仁山为秘书，该会为延安防疫的最高领导机关，负责延安市、县境内的防疫卫生。同时在大的机关单位及区乡级设立了防疫分会，以领导所属各单位之卫生防疫事宜。1942 年 4 月 29 日，陕甘宁边区正式成立防疫总委员会，民政厅长刘景范为主任，李志中为秘书，该会对于边区各个机关、各级卫生机关执行防疫事务有指导辅助之责，该会在执行防疫事务时，统一支配各级卫生机关人力物力（包括人员器械等）。陕甘宁边区防疫总委员会还在区、乡、村设立了卫生防疫小组，以领导基层的防疫工作。对于延安市 20 公里以内党政军民防疫卫生事项之进行，共设四个防疫分区委员会，每个分区以 3 至 5 个乡的范围为界，各分区委员会负责该区域党政军民防疫工作。各分区委员会又在各机关及乡政府中人口集中之乡设立支会。这样的组织架构，保障了延安的防疫工作。防疫委员会的成立使边区的疫病防治有充分的组织保障，对控制疫病的流行和蔓延，开展预防工作，发挥了积极的作用。

（二）颁布卫生防疫的法律法规

为了应对边区疫病的流行，使抗日根据地的卫生防疫工作有章可循，中共中央在继承红军时期卫生防疫工作传统的基础上，颁布和制定了一套健全的卫生制度、内务条令等，实行了一系列切实可行的防治疾疫办法。1937 年 11 月 15 日，中共中央军委总卫生部颁发了《暂行卫生法规》。之后又陆续颁布了《持久抗战中野战卫生勤务的实施》《卫生部门暂行工作条例》等法令制度，为抗日根据地卫生防疫工作的顺利进行提供了基础和保障。《暂行卫生法规》共有二十一条，其中卫生纪律八条，对洗澡、理发、剪指甲、洗漱、换衣服等做了具体的规定，并且作为卫生纪律强调军民要严格执行。《暂行卫生法规》提出的卫生指导思想，使部队的卫生防疫工作与政治工作、行政管理相结合，有效地预防与控制了疫病的流行，保障了军民的健康。1939 年颁布的《卫生部门暂行工作条例》，专门制定了卫生规定和卫生管理各八条规则，并且明确规定："军委总卫生部为卫生部门工作最高行政指导机关。"

各抗日根据地根据中央军委总卫生部的要求制定相应的卫生防疫政策。1942 年 5 月 13 日，陕甘宁边区政府通过了《预防管理传染病条例》，对传染病进行了分类，并规定相应的报告和防治制度。晋察冀军区和边区政府针对卫生防疫的各个方面制定了相应的法律法规。晋察冀军区在卫生防疫方面制定了《关于夏季防病问题的通令》《夏秋卫生规条》《冬季卫生注意事项》等，这些规章制度对晋察冀边区公共卫生、个人卫生等作出了全面而详细的规定，有效地防止了疾病的传播。晋察冀边区政府还根据乡村具体情况制定了《乡村夏秋卫生办法》《关于开展民众卫生医疗工作的指示》等，这为晋察冀边区的疾病防疫作出了贡献。山东根据地 1942 年下发了《关于夏季整军中卫生工作》的训令，对公共卫生做了详细的规定：在个人卫生方面要求做到每周洗澡一次、烫洗衣服一次、剪指甲一次，每日刷牙一次，每月理发一次。1943 年 1 月，山东军区下发《卫生工作指示》，要求各部队"百人以上的连队每月住院者不超过 2 人，春季要种牛痘，夏季要注射伤寒、霍乱疫苗"。1945 年山东军区正式颁发了《部队暂行卫生制度》（附有管理细则），对环境、厨房、室内外、个人、马厩、病人等卫生管理都做了详尽的规定。

（三）建立现代的疫病防控机制

为了做好防疫工作，陕甘宁边区政府和其他抗日根据地政府在实践中初步建立了一套现代的防控疫病机制。

首先，是实施接种预防。加强预防接种和预防注射，提高免疫力，是防控疫病的有效办法。因此，边区政府三令五申要加强接种和预防注射工作。为了实施接种预防，边区卫生处于1941年组织注射伤寒、霍乱疫苗200瓶、牛痘30打，注射3300余人。1941年5月间又派11人的防疫队下乡，在两个月的时间里为群众接种疫苗325人，打针431人。根据统计，从1941年7月到1944年7月，边区卫生处三年来共种痘5.2万人，预防注射7723人，替群众种痘11万人。为做好鼠疫的预防，1942年边区卫生处还发动党政军民捕鼠灭鼠，并购置鼠疫血清及疫苗，以备一时之需。在晋冀鲁豫边区，野战卫生部的附属医院，在1943年一年中就为驻地7436名儿童接种了牛痘。[1]山东滨海区在各行署成立巡回医疗队后，布置了三个春季的种痘防天花的工作，并通过医救会顺利完成了任务。[2]在1944年秋季的卫生运动中，第三巡回医疗队在两个月之中注射疫苗302人。[3]

---

[1]　齐武编著：《晋冀鲁豫边区史》，当代中国出版社1995年版，第385页。

[2]　《滨海区两年来的群众卫生工作》，《大众日报》1945年8月9日。

[3]　《滨海开展社会卫生运动》，《大众日报》1944年11月11日。

　　其次，是实行疫情报告制度。限制疫病扩大蔓延的先决条件就是早发现早报告，以达到就地消灭的目的。因此，各抗日根据地政府建立了疫情报告制度。1942 年 5 月 13 日，陕甘宁边区防疫委员会通过的《预防管理传染病条例》规定：鼠疫、霍乱、天花是第一类的传染病，此类传染病诊断后，于 24 小时内要用电话报告该委员会；伤寒及副伤寒、赤痢、斑疹伤寒、回归热、流行性脑脊髓膜炎、白喉、猩红热是第二类传染病，这类传染病应按周报告。疫情报告制度对疫区人民群众的自觉性和责任心的提高，也是一个很好的促进。

　　再次，实行隔离制度。快速有效的疫区处理是防止疫病扩散和蔓延的关键。因此，边区建立了隔离制度。1941 年 3 月 28 日，陕甘宁边区民政厅发布的《陕甘宁民政厅布告》对传染病的隔离制度作了初步的规定，其中明确提出：发现瘟疫时须将病人安置另窑居住，严格与好人隔离，禁止与好人共用饮食器具，病人用后的器具，须消毒后方可使用（开水煮或石灰泡）；病人一切排泄物，须深坑掩埋，不得随意乱倒；发生瘟疫的村庄区域，须立即通知邻村及附近机关预防，停止与他村来往，至传染病消灭三星期后，恢复原状；发现传染病时，须立刻报告当地政府，转报上级并速送医院检查治疗，切实遵照本厅布告防疫办法执行；各级政府接到发生传染病的报告，须立刻进行一切紧张预防布置，必要时可严令断绝交通，封锁病区。疫区的封锁与隔离切断了传染病的进一步传播途径。与此同时，边区卫生防疫主管部门组织医疗队前往疫区救治患者。

（四）开展群众性的卫生防疫宣传

早在土地革命战争时期，中华苏维埃共和国临时中央政府就曾认识到群众性卫生运动对保障军民健康的重要性，并积极实践之。抗战全面爆发后不久，中共中央和中央军委即指示各抗日根据地加强卫生宣传，组织军民开展广泛的群众性卫生运动，以改善环境、移风易俗、保障健康、减少疾病。

为了让群众养成讲究个人卫生的习惯，树立公共卫生的意识，陕甘宁边区政府发动广大群众开展讲卫生运动，将卫生防疫运动与卫生宣传教育紧密结合起来。早在1938年4月，《新中华报》就开辟了"防疫"专栏，宣传清洁卫生和防疫知识。1939年12月，陕甘宁边区政府通过的《关于开展卫生保健工作的决定》提出了在边区人民中开展普遍的清洁卫生教育，养成清洁卫生的习惯。为了加强卫生宣传教育工作，陕甘宁边区还成立了卫生教育设计委员会，改进了《边区卫生报》，印发《军民卫生手册》《传染病防疫问题》《防疫须知》和防疫传单，举办了卫生晚会、卫生宣传周、卫生展览会等。[①] 同时，陕甘宁边区各地从机关到农村普遍制订了卫生计划、卫生公约，开展卫生竞赛，评选

---

① 《边区半年来卫生工作展开》，《新中华报》1941年10月4日。

卫生模范。如华池县城壕村成立了由劳动英雄张振财、变工队长兼识字组长张振皋等参加的卫生文化委员会，制订了包括每户建一个茅厕，不在饮用水的上游倒垃圾、大小便，隔十天半月全村搞一次大扫除等详细的群众卫生计划，并监督落实，实现了全村无一家人畜同居，人人都能讲基本卫生的模范村的目标。陕甘宁边区政府还想尽一切办法，借助剧团、文化棚等团体，采取了口头、板报、陕北民歌、拉洋片等老百姓喜闻乐见的文艺形式来宣传卫生常识。边区医疗队还利用下乡巡回医疗的机会，用显微镜让群众看生水中的细菌，用放大镜看苍蝇腿上的细毛，用这些事实向群众宣传卫生防疫的知识。陕甘宁边区还经常通过报刊、科普读物、展览会等方式向群众宣传防疫的知识。《解放日报》开辟了"防疫"和卫生宣传专栏，介绍各种传染病的防治办法；边区卫生处先后印发了《传染病防疫问题》100 册，《防疫须知》300 册，防疫传单 8 种。边区政府还出版了通俗卫生丛书、画报等宣传小册子，以简单通俗的图文介绍农村卫生、传染病的预防与护理方法，取得了良好的宣传效果。

山东根据地坚持部队定期上卫生课讲解卫生防疫知识，张贴简明而生动的卫生标语、宣传画，发动战士编写有关卫生防疫知识的黑板报、墙报，进行宣传或演出活报剧；举办实物展览（如山东纵队在 1941 年春举办了为期一周的卫生展览，用照片展示回归热、伤寒病人的形象，讲解这些疾病的传播方式和预防方

法）；利用卫生刊物和报纸进行宣传卫生知识（山东纵队 1940 年
创办《卫生半月刊》，第一一五师和山东纵队 1941 年印发《卫生
管理规则》，胶东军区编印《夏季卫生常识》《大练兵卫生教育参
考资料》《冬季防病常识》）。在行军作战前，各部队一般以营为
单位，由卫生所长或军医负责对行军作战中可能发生的疾病及其
预防方法进行讲解。同时召开全营卫生员、卫生战士会议，布
置卫生宣传任务，准备宣传用品，分工在行军途中书写和张贴
宣传标语。如夏季行军时在水井旁写上"井水虽然凉，病菌里面
藏"；在休息地写上"为了防中暑，休息找荫凉"；冬季行军时则
在沿途休息地张贴"为了防感冒，不要随便脱衣帽"等标语。每
年春季，山东根据地的部队与群众共同开展卫生运动月，军民共
同组织卫生运动领导小组，广泛宣传卫生运动的意义和卫生防疫
知识，动员群众破除迷信，讲究卫生，预防各种疫病。冬春季节
为了预防回归热和斑疹伤寒等传染病，动员群众用开水煮烫衣
服，拆洗被褥灭虱。如发现传染病人，即行隔离治疗。1944 年
6 月 21 日《大众日报》发表《开展社会卫生运动》一文，建议
通过小学、识字班、工农青妇等各种团体，普遍向群众灌输科学
知识、卫生常识，注意公共卫生，建立村卫生大扫除、大检查制
度，改造群众卫生的习惯，注意保持饮水的清洁，整理水井、水
泉；提倡个人卫生，养成早起洗脸、常剃头、剪指甲，不乱吃生
冷不洁的食物，不随便地吐痰和大小便，衣服被席常晒常洗，不

和病人共用碗筷。①

　　华北地区抗日根据地所在的广大农村和山区经济文化落后，保守、迷信和不卫生的习惯并存，广大卫生工作人员采取了多种形式向人民群众宣传卫生知识。1940年，晋绥边区党报《晋绥日报》还开辟了卫生专栏，刊登了大量卫生知识和典型经验。1943—1944年，晋察冀第三军分区第七区队休养所给峰泉小学宣讲天花预防知识；定唐支队与地方共同成立军民卫生委员会，根据当时疾疫流行情况印发了《什么是瘟病?》《预防可怕的肺炎》等卫生小册子，向群众讲述什么是瘟病，怎样预防肺炎等；第二军分区供给处卫生人员给民校上卫生课，十九团举行居民卫生座谈会，政治部出版卫生墙报；第四团卫生队写卫生宣传标语等。其他军区的卫生防疫宣传工作也颇为出色。②1945年春，曲阳县麻疹流行，白冰秋在进行救治时也以事实教育老乡传染病会传染别人，当地也流传起"不串门，不受凉；串了门，会招上；着了凉，没有命"的顺口溜。③

　　1940年秋，新四军第三师到皖北开辟抗日根据地。这时，这里正是黑热病流行时期，病情流行不仅使根据地人民群众深受其害，部队也有不少人感染上了，使战斗力受到影响。新四军第

---

① 《开展社会卫生运动》，《大众日报》1944年6月21日。

② 白冰秋等编：《十二年来部队协助地方开展卫生工作概括介绍》，《华北军区卫生建设史料汇编》（防疫保健类），华北军区后勤卫生部1949年内部出版，第51页。

③ 白冰秋：《曲阳游击区麻疹调查》，《晋察冀日报》1945年5月27日。

三师卫生部组织专门人员编写了有关黑热病病原体感染途径、症状、防治办法等科普宣传材料，发给连队卫生员及各休养所或门诊部，广泛向群众宣传，并提出：一是尽可能使用蚊帐（但这时只是少数人有条件能够使用蚊帐）；二是若发现有黑热病人速送休养所诊治，不要拖下去，任其"自愈"。要求卫生人员反复向指战员宣传，并及早发现病人。师卫生部还举办短期医务干部黑热病培训班，每期一至两个月，对第三师部队所有医生几乎都进行了轮训，学习和掌握黑热病的理论知识和诊断治疗技术，然后再回各地开展诊治黑热病工作。新四军第三师还发动群众大力开展军民卫生运动。部队在驻军和整训时，每到一地凡是在驻军3天以上的，都首先开展军民卫生活动，发动群众进行室内外环境卫生大扫除。修整道路，疏通沟渠，铲除杂草，清除垃圾。动员群众注意室内通风，经常晾晒被子，烫衣服，消灭虱子，经常晾晒铺草保持干燥等。防止饮用水的污染，注意饮食卫生，严把"病从口入关"，预防肠道传染病的发生和流行。

第二节　发展卫生医疗事业

疫病的防治离不开医疗卫生事业的发展。面对各抗日根据地疫病的流行，建立一套行之有效的应对疫病的医疗卫生体系就变得十分重要。党在抗日战争的艰苦环境中，克服了被封锁和缺医少药的困难，努力建立了一套较为完整的医疗卫生体系，为疫病的防治发挥了重要的作用。

一、建立健全医疗机构

为了防治疫病，陕甘宁边区建立了三大系统的医疗机构：一是中央系统的中央医院、附属门诊部和疗养院。其中中央医院是边区的三大医疗中心之一。该医院创办于 1939 年 11 月。医院初创时期，设立妇产科、内科和外科，划分为若干病室。其中妇产科有 5 个病室，内科有 5 个病室，外科有 7 个病室，另外还有 4 个隔离病室。全院最多可以容纳 100 位病人。到 1942 年，医院已经有 20 多位医生，100 多名护士，170 个床位，设置了内、外、妇、小儿、结核和传染病等科，医疗设置也增设了 X 光室和化验室，医疗设备和技术都是最好的。二是军队系统的白求恩国际和平医院、野战医院、二兵站医院、中国医科大学附属医院。其中白求恩国际和平医院是当时边区最大的医院。医院建立之初，共有床位 100 张，工作人员 112 名，医生 9 名，护士 45 名。到 1941 年，床位增加到 200 张，工作人员 260 名。三是边区政府系统的边区医院、边区医专、干部休养所、保健药社、卫生合作社，以及在保健合作社基础上建立的国医研究会。其中保健药社、卫生合作社分别在延安设立总社，在各县乡设立分社，使卫生工作深入到了农村，初步满足了农村群众的基本就医需求。据统计，到 1944 年 10 月，陕甘宁边区全区共有医院 11 所、卫生所 75 个、保健所 7 个、西医 270 人；群众中有中医 1074 人，西医 6 人；药铺 930 家，保健药社 26 个，有医药合作社 51 个。[①]这些医疗机构从上到下，从部队到地方，从城市到农村形成了一个医疗网，在一定程度上改变了边区缺医少药的状况，较好地承担了为边区百姓治病的任务。

抗日战争全面爆发之后，晋察冀边区的医疗卫生系统非常的不健全，每遇患病，伤亡人员总得不到及时的救治。为此，1937 年 10 月 9 日，在山西省五台山县河北村成立了晋察冀军区总卫生部。卫生部下设医务科、材料科、管理科，并筹建了一所后方医院。1938 年 6 月，白求恩大夫来到晋察冀军区担任了军区医药顾问并直接指导军区后方医院工作。为了缩短住院日期，领导全军医院走向现代化道路，先后创建了模范医院、特种外科医院。其中模范医院的设备在当时条件下，属于较为完善的医院。1940 年两所医院合并，正式命名为白求恩国际和平医院，随后发展扩大到 9 所分院。在战争过程中，晋察冀边区各分区也相继建立了医院和诊所。1941 年，冀东抗日政府建立了遵化西峪诊所、东峪诊所；1945 年，冀东十三军分区卫生处建立 4 个卫生所，同年，冀中建立枣强县抗日大众医院、深县

---

① 雷云峰：《陕甘宁边区党史》（抗日战争时期中下篇），西安地图出版社 1993 年版，第 320 页。

抗日回春医院。同年 8 月，晋察冀军区卫生部接管了日伪在张家口的中央医学院及其附属医院。除此之外，晋察冀边区政府及各级政府也根据当地实际陆续建立了大大小小的医院、医疗队、医药合作社、救助站等卫生机构，并组织了医疗队、医药合作社下乡治疗。

在山东根据地建设初期，地方政府系统没有卫生机构，由山东纵队各级卫生部门兼管地方的卫生医疗工作。为了巩固抗日根据地，保障人民群众健康，山东部队抽调人力、物力，帮助地方建立卫生机构，开展卫生运动，为农村防病治病、培训卫生人员做了大量工作。1942 年以后，山东军区抽调卫生干部，帮助鲁中、鲁南、胶东成立了行署卫生处，由各军区卫生部长兼行署卫生处的领导，并建立地方各级卫生组织和筹建医院。为加强地方卫生技术力量，胶东军区抽调卫生学校毕业学员 40 余人，到行署卫生系统工作。山东纵队第一旅所属部队帮助村镇组织卫生委员会。胶东军区司令部指示"建立地方武装的卫生组织，对 50 人以上的区中队应协同政府卫生机关，设法配备卫生员 1 人"。在帮助地方开展卫生防疫工作中，胶东军区教导第二团、第十三团、第十六团、金厂等单位，以军队为主体成立医药合作社 12 处。采取"军民合办、公私合办、中西合作"形式，为群众服务。胶东军区第十四团、第十六团、教导第二团和医院一所、三所等单位，帮助地方开办训练班，培训民兵卫生员 366 人，结业后分配到联防自卫军的营连工作，在救护和转运伤员中起了很大作用。这些民兵卫生员还担任村卫生委员会委员，成为推动农村卫生工作的积极分子，受到群众欢迎。

二、培养培训医护人员

抗日根据地农村医疗卫生人员十分的缺乏，所以培养和培训医护人员是抗日战争时期党领导的医疗卫生事业建立的重要一环。为了控制疫情，减少根据地人民的生命与财产的损失，急需更多的医生参加防疫减灾工作。1941 年 5 月，中央军委总卫生部在关于卫生部门的工作指示中指出：卫生部门在当前的任务就是展开卫生运动，提高医疗技术，有计划地培养卫生工作人员、医护人员，加强卫生学校和训练班建设。1944 年 5 月 24 日，毛泽东在延安大学开学典礼上发表讲话，专门提到了培养医疗卫生人员的问题，他指出："每个乡要有一个小医务所，边区一共一千个乡，一百五十万人里头找出一千人来学医，学他四个月，一年也好，然后到医务所当医生。"[1]

陕甘宁边区在条件允许的情况下，因陋就简兴办新式医疗卫生事业，培训医务人员。边区共有医院 11 个，西医 200

---

[1]　中共中央文献研究室编：《毛泽东文集》第三卷，人民出版社 1996 年版，第 154 页。

余人。^①在晋绥根据地二分区，《抗战日报》报道："为了培养区级卫生干部，开展地方医务卫生工作，特抽调各县一部分高小学生组成了卫生干部训练队。学习期间，讲授课程着重实用，并分组进行了实习，由看护带领参观治疗，边讲边做。训练开始时，部分人还不相信细菌，训练后了解了卫生常识。"^②通过这样的医务知识的培训，不仅增加了医护人员，而且提高了医疗技术。

　　晋察冀边区医务人员十分不足，在十分紧迫的情况下，晋察冀军区卫生部在山西五台县河北村组建了短期医务训练队，此后，医训队又开办了军医班。但这些是在医疗实践中进行医护人员的培养，并没有正规的训练班和学校教育来培养医护人才。1938年9月中旬，晋察冀军区召开了第一次全区卫生工作会议。会议的决议对卫生人员的培训作了明确的分工，规定军区卫生部培养军医、医助、司药、卫生行政人员；分区卫生部培养医助、司药、看护员、卫生员；团卫生队培养卫生员。从此，全区卫生人员的培训正式提到日程上来。1939年9月18日，晋察冀军区卫生学校在河北唐县牛眼沟正式成立。从卫生学校成立到抗战胜利，该校区共培养了军医386人，调剂员339人，护士203人，为抗战期间的医疗卫生工作提供了保证。1940年，为了纪念白

---

① 李建国：《陕甘宁革命根据地史》，甘肃人民出版社2009年版，第221页。
② 《二专署训练卫生干部》，《抗战日报》1945年2月9日。

求恩大夫的国际主义精神，晋察冀军区命令将军区卫生学校改名为"白求恩卫生学校"。晋察冀军区卫生学校为抗战时期的晋察冀医疗卫生工作作出了卓越贡献。

为了缓解抗日根据地医疗力量不足的问题，扭转"有疫无防、防而无效"的局面，晋冀鲁豫边区的太行、太岳根据地对原有的医疗队伍进行了大力的整合，为创建有效的医疗卫生体系进行了探索。从 1943 年开始，太行根据地政府发动各地的"模范"医生先后成立了由其牵头的中西医研究会等合作医疗组织，将分散的中西医医生联合起来统一领导，共同应对疫病的挑战。医学研究会的成立改变了中西医传统的独立行医方式，是个体医生由分散走向合作的开始。参加研究会的医生被组织起来，相互交流诊病经验和各科验方，遇有疑难杂症集体会诊，会诊后再开会讨论。医生间的交流与合作，尤其是不同专科医生间的交流，使每个人的专业技术愈加丰富和完善。集体会诊提高了群众病愈的概率。研究会定期组织医生在附近乡村巡回医疗，结合诊病宣传医疗常识。当疫病大规模发生时，研究会能够及时组织医疗小组奔赴疫区进行救治。①医学研究会是根据地政府对民间分散的个体医生进行组织与管理的桥梁。为加强对乡村医卫工作的控制，构建政府领导下的民间医疗卫生

---

① 《太行行署 1946 年 4 月医药卫生座谈会纪要》，山西省档案馆藏，革命历史档案 A52—4—114—1。

防疫体系，各区县相继授权给医学研究会对当地的医生进行鉴定。对通过医学研究会鉴定者由根据地政府颁发统一的"行医证"，未取得行医证者将丧失行医的资格。太岳根据地政府也在各地成立了名称不一的中西医学研究组织，将个体、分散的中西医生组织起来置于统一领导、管理之下，开展医疗卫生防疫工作，共同应对易发、频发疫病的袭扰。中西医学研究组织成立后，标志着当地个体中西医生开始由单打独斗走向团结协作。通过中西医学研究组织，更多的医生参加训练和鉴定，并被集中组织起来置于统一的领导、管理之下。太行、太岳根据地政府通过组建医学研究会和中西医学研究组织，整合了原有的民间防疫、治疫力量，把分散的医疗人员组织起来，实现医疗的集体化，为抗日根据地建立有效的战时医疗防疫体系作出了贡献。

三、为群众施诊施药

抗日战争期间，各根据地设立了一些新式的医疗机构，这些机构在为党政机关和部队服务的同时，也为驻地老百姓提供了急需的医疗服务。如陕甘宁边区的一些医疗机构，边区的医院及门诊部、卫生所、保健药社总社及分支机构经常为老百姓看病。疫病暴发时，医院派医护人员下乡进行医疗和卫生宣传工作。1941年3月，甘泉县一区发生了急性瘟疫，边区政府接到报告后即令

民政厅派医生携带药品前往救治，并要求县政府设法组织当地
中医和驻军卫生所进行治疗。1944 年 11 月，甘泉县二区四县报
告发生疫病，边区政府迅速派医生前往救治，很快就将疫病扑
灭了。① 在晋察冀边区，1938 年秋，山西第三、第五专署及冀西
专区开始创办诊疗所，作为公立医疗机构，各县政府也动员社会
上的医务人员，相继设立了诊疗所，为当地群众治病。1940 年
秋后，边区政府成立了太行医院，各专署也陆续将诊疗所扩建为
专区一级的医院，并兼管地方卫生行政工作，各县组织医疗小
组，以便于到传染病流行的村庄进行突击治疗。太行专署还规
定了，各县应以部分卫生经费购置药品，免费供给生活贫困的
群众。

在山东抗日根据地，根据地政府拨出专门经费作为群众卫
生费，为群众治疗、防疫之用。滨海区专署设立了卫生科、平
民医院、巡回医疗队，各县设立了卫生所。凡是设有公共卫生
部门的机关也都设有门诊，给所在地附近的群众看病。专署 17
个门诊单位，主要精力放在为群众治疗服务上，军队的卫生机
关也积极为群众治病。1943 年 10 月 7 日《大众日报》报道，滨
海军区某卫生所在拥政爱民运动中一年来治疗群众 1200 余人，
其中救活垂死病人 23 人。②1943 年春，鲁中地区发生回归热大

① 《继续开展卫生医药运动》，《解放日报》1944 年 4 月 30 日。
② 《大众日报》1943 年 10 月 7 日。

流行，山东军区卫生部长白备伍亲率医疗队赶赴疫区，广泛开展卫生宣传，突击治疗病人，帮助地方卫生人员制定治疗方案，广泛发动群众灭虱，进行卫生整顿，不仅很快控制了疫情，也提高了地方卫生人员的防疫能力。1943年夏，临朐县九山、米山一带疟疾和流脑大流行，部队医疗人员深入农村进行防治，以中药治疗为主，少数病人用奎宁，疫情有所缓和。1943年秋，胶东军区北海军分区的蓬莱、黄县一带也发生了回归热大流行，几乎每户都有病人。胶东军区卫生部立即调集医务人员和医训队学员组成医疗队和医疗小组，深入疫区农村，挨门挨户了解疫情，抢救病人，给病人注射亚砷酸，并动员群众煮烫衣服灭虱，很快控制了疫情，受到了地方政府和人民群众的一致赞扬。各地组织的医救会也在根据地的群众医疗工作中发挥了巨大的作用。1944年夏，山东滨海区延边沟头等区传染病流行，延边、大店、路镇等地的医救会派专人自带药品，配合政府巡回医疗队，前往施行抢救，两天内救治了220名病人，并号召群众打扫卫生，隔离病人，进行消毒等防疫工作。1944年夏，莒中等地霍乱等病流行；1945年春，日照纸房区横沟村流行性感冒和流行性脑脊髓膜炎肆虐。各地的医救会参与疫病的救治，同时在群众中进行防疫教育，横沟村患病人家的门口都写上"此家有传染病"，以减少传染。1945年5月，海陵县河南区蒜庄湖同时暴发三种急性传染病，医救会进行了抢救，治好了 190 多人。①

　　晋察冀边区由于疫病严重，仅仅依靠医院的救助远远不够。因此，晋察冀边区政府领导医生、护士组成了医疗队下乡救助患病群众。1940 年入秋后，易县十一区流行瘟疫，20 多个村庄陷入了疾病的痛苦之中。边区三专署在易县、满城动员了 11 位地方有名的中医和 1 名西医组成临时医疗队奔赴易县救助病患。他们在 18 天内跑遍了 20 多个村庄，治好了 1000 多名病人。1941 年 4 月，由满城、易县 7 名医生组成的医疗队，带着药品奔赴冬疫最严重的涞源二、三、四专区。医疗队不辞辛苦，分赴各村病人家中诊断病情，40 多天时间中就有 2000 多人从疾病的痛苦中走出来。1942 年，阜平县各地流行严重的疟疾、痢疾等疫病。边区军区卫生部组织了"军民防疫队"前往阜平各区进行急救。医疗队在阜平所治疗的中心村有 88 个，经过治疗的病人有 7074 人，治愈的有 4521 人，治愈率达 64%。在医疗队的带领和组织下，各村建立了"防疫委员会"，进行防疫知识宣传，保证了人民的身体健康。1945 年晋察冀边区曲阳县麻疹流行时，晋察冀军区卫生部还曾组织曲阳中医救国会及医药合作社派专门人员进行诊治，不但解决了地方医药困难，同时也使中医向着科学化的方向前进了一步，中西医的团结也因此大为增强。

---

① 《山东卫生历史报刊资料选编》第一辑，山东省卫生史志办公室，1986 年内部出版，第 76 页。

第三节　抗日根据地对重大疫病的有效防治

在党的领导下，通过各抗日根据地政府的努力，抗日战争时期边区的疫病防治工作取得了一定的成效。由于日军的侵略、灾荒和其他自然因素等，抗日根据地的卫生防疫工作带有一定的局限性，尚未形成完整的防疫体系。但抗日根据地的卫生防疫工作毕竟是中国共产党在抗战时期对政府治理体系和治理能力方面的一种艰辛探索，为此后尤其是新中国的疾病防治和卫生防疫体系的建立提供了丰富的经验。

一、疫病防治取得的成就

在党和边区政府的领导下，经过艰苦努力，抗日根据地在疫病的防治上取得了较好的效果。抗日根据地军民的思想观念有了增强，形成了较好的卫生习惯。同时，根据地的医疗卫生状况有了较大的改善，各种疫病的发病率和死亡率有所下降。

（一）改变了根据地落后的医疗状况，降低了疫病的发病率和死亡率

党领导的抗日根据地在疫病的防治过程中，大大改变了农村落后的医疗条件，为农村医疗事业的起步提供了必要的设备和机构。如陕甘宁边区建立了药铺 390 家，保健药社 26 处，民间中

医发展到 1080 人，加强了农村的卫生力量。晋察冀边区也加强了根据地的医疗卫生条件，为群众提供了基本的医药保障，保护了根据地的人力物力，为抗战胜利积累了力量。

更为重要的是，党领导的抗日根据地积极开展疫病的防治，极大地降低了疫病的发病率和死亡率。以陕甘宁边区为例，1941年至 1942 年，仅在府谷县麻池沟、刘家坪两村就发生 10 多例鼠疫者。天花、霍乱虽在个别地区偶尔发生，但未见大规模的流行，说明三种烈性传染病在边区基本上得到遏制。其他常见传染病的发病率也相对地降低。以伤寒病为例，根据中央医院传染科 1941 年至 1943 年的病例变化统计结果，1941 年传染病科共收治传染病例 126 人，其中伤寒 107 人，比例占 84.9%；1942年传染科共收治传染病例 256 例，其中伤寒病 56 人，比例占21.9%；1943 年前半年共收治传染病人 101 人，其中伤寒病 22 人，占 21.7%。[1] 这表明伤寒这种可怕的传染病已基本上得到了遏制。边区防疫委员会主任刘景范在《陕甘宁边区防疫委员会五个月来的工作报告》（1942 年 6 月至 10 月）中也指出："1942 年全延安病人数目较去年仅中央医院收治的少了一半还多。"[2] 边区传染病不但发病率降低了，死亡率也大大下降。在中央医院的伤寒病的

---

[1]　梁烈庭：《陕甘宁边区卫生防疫及卫生运动》，《陕西卫生志》1985 年第 2 期。

[2]　刘景范：《陕甘宁边区防疫委员会五个月来的工作报告》（1942 年 6 月至 10 月），《解放日报》1942 年 10 月 29 日。

病死率，1943年仅为3.9%，此前的1941年和1942年则分别为7%和10.7%。[①] 在晋察冀边区，1945年，冀晋三区卫生处三位医生在曲阳县深入村户给群众看病，一个半月中，治疗麻疹患者265名，平均死亡率降低24.9%（初期死亡率29%，经治疗后死亡率降低为4.1%）。

抗日根据地医疗卫生事业的发展，也提高了军民的健康水平，减少了各种疾病。如晋察冀边区灵寿县军用代销合作社，为了防止瘟疫的传染，实行儿童保健，该社派专人到各区施种牛痘，保障儿童的健康。龙华县在1941年秋季反"扫荡"后，私人药铺损失严重，药品来源缺失，有病没有人治，有钱没有药吃。县政府立即成立了医疗所，千方百计地筹备药品，聘请医生，主动下乡治疗，为数万群众免去了疾病的威胁。因此，根据地医疗卫生事业的发展，对于提高军民的健康水平是十分有益的。

（二）增强了根据地军民的卫生观念，培养了健康的卫生习惯

各根据地在开展群众医疗卫生工作的同时，还开展了反巫神运动。巫神在缺医少药的乡村广泛活动，以巫术和迷信为人治病，骗人钱财的同时，还耽误了病情，甚至致人死亡。据陕甘宁边区政府在对延安县200余名巫神中59人的调查，他们共

---

① 《边区所属医院去年病员减少万名》，《解放日报》1944年2月1日。

治死了 278 人。[①]1940 年 6 月陕甘宁边区国医研究会成立后呈请边区政府严格取缔巫神。抗战后期，各抗日根据地大规模群众医疗工作开展起来后，各地开展了反巫神运动。1944 年 11 月，陕甘宁边区文教大会通过的《关于开展群众卫生医药工作的决议》提出开展反巫神运动与巫神坦白运动，对巫神以酷刑治病人死亡者以法究办。[②] 文教大会结束后，陕甘宁边区即积极开展反巫神斗争，为了打消群众对巫神的信仰，陕甘宁边区利用冬学教育群众，在冬学教材中就有"巫神进家，主人遭殃"等内容。通过宣传发动，在抗日根据地开展以后，根据地的军民逐渐树立起了卫生的观念，对巫神的迷信也自然被打破。山东根据地滨海区有一位徐姓老神婆，她的三个儿子中有两个儿子因患黑热病去世，最后一个被边区政府委派的医救会的医生治好了，从此自觉将家里的神桌和香炉拆除，自己再也不信神了。[③] 通过广泛的宣传教育，根据地军民逐渐形成了相信医学、反对迷信的良好风气。群众生病烧香磕头拜佛求神，祈求神保佑、驱邪的少了，主动求医治疗的多了。大多数老百姓有病不再是请巫神，而是去看医生。特别是妇女们患了病也经常去医院诊所检查，并开始接受新的接生法。

---

① 《巫神罪恶小统计》，《解放日报》1944 年 11 月 11 日。

② 《陕甘宁边区文教大会关于开展群众卫生医药工作的决议》，《解放日报》1945 年 1 月 8 日。

③ 《滨海区两年来的群众卫生工作》，《大众日报》1945 年 8 月 9 日。

通过抗日根据地政府的防疫宣传教育及医疗卫生事业的发展，边区群众的卫生观念和卫生习惯有了很大的改变。大多数群众逐渐改变了不常洗澡、不常洗手、不常洗衣的落后习俗，懂得了灭蝇、灭蚊、灭蛆、灭臭虫、灭鼠以及修厕所、开窗通风、通烟囱、修好水井以及晒被的重要，很多群众渐渐养成了不吃生食冷饭、不喝生水以及不吃不洁食物的好习惯，树立了灭菌、消毒的卫生意识和卫生观念。一些群众也知道了家畜饲养要讲究卫生，圈棚要经常打扫，牲畜染病也要注意及时隔离以防传染。对于病死的牲畜都加以掩埋，不再出售和食用，以防止感染人群。在注意卫生的情况下，群众中还涌现了一些先进集体、个人和模范卫生村，模范卫生家庭也出现不少。据统计，仅延安市1944年就出现了杨家湾、严家湾、南窑子、黑龙沟、高家园子5个卫生模范村；刘成义、高文亮、宋志忠等17个卫生模范家庭；李志中、刘好成等5个模范工作者。①

二、开展"中西医合作"

抗日战争时期，各抗日根据地在疫病的防治上积累了丰富的经验。其中党和各抗日根据地政府对疫病防治的高度重视是关键，抗日根据地军民的广泛参与是疫病防治的重要保障，同时抗

---

① 《延安半年来的群众卫生工作》，《解放日报》1944年8月13日。

日战争期间所形成的"中西医合作"防疫的基本原则也在疫病防治中发挥了重要的作用。

（一）倡导并形成了"中西医合作"防疫的基本原则

中西医各有其优势和特点，中医是中华民族的国粹，西医则更重视科学性。当时的各抗日根据地西医比较缺乏，乡村中只有少数中医，而且中西医之间当时就有隔阂，存在相互轻视的现象。为了发挥中西医各自的优势，更加有效地防治疫病，开展群众性卫生防疫的重要前提就是打破中西医之间的隔阂，实施中西医合作的防疫原则。

陕甘宁边区国医研究会提出要改良中医中药，使之科学化，加强中西医之间的联系，互相帮助，共同进步。1941 年 9 月，国医研究所第二届代表大会着重讨论了中医科学化、沟通中西医、中西医团结和共同展开医药卫生工作等问题，决定开设国医训练班。1944 年中央民委召开了群众卫生座谈会，与卫生工作有关部门一致认为开展卫生防疫工作一定要联合中西医。1944 年 5 月 24 日，毛泽东也提出中医与西医要讲统一战线。他说："不管是中医还是西医，作用都是治好病""能把娃娃养大，把生病的人治好，中医我们奖励，西医我们也奖励。我们提出这样的口号：这两种医生要合作。"[1]1944 年 10 月 30 日，毛泽东在陕甘

---

[1] 《毛泽东文集》第三卷，人民出版社 1993 年版，第 154 页。

宁边区文教大会上发表演讲，也强调在医药工作方面要实行统一战线，对于旧医生一方面要联合，另一方面给以帮助、感化和改造。[①] 毛泽东的演讲对陕甘宁边的中西医合作起了很大的促进作用。李富春提议成立延安中西医研究会，吸收西医、中医参加，提倡中西医研究。延安中西医研究所的成立，并组织中西医共同组织医疗队下乡，中西医在卫生防疫中更加团结。

晋察冀边区也召开了中西医座谈会，扶助当地中西医生和私人药铺，举办医生训练班，介绍偏方，研究草药，制作新药。中西医结合起来，研究出许多新的成果，涌现出了许多为群众服务的模范医生和药铺。在晋冀鲁豫边区的太行、太岳根据地，每一个专区成立一个中西医联合的研究会。1944 年 1 月专署派西医侯良弼到阳城四区南次营村，同著名的中医郭洪安等人创建"太岳第四专署广华药房"，在此基础上又创建了专署广华医院。为了进一步地团结中西医医务工作者，1944 年 6 月专署决定在南次营村成立太岳第四专区中西医学研究会，有近 200 名西医、中医成为会员。西医郝子宏联合该县所有中医和中药经营者，组织襄垣县医药合作，是一个中西医合作取得成效的典型事例。

在山东根据地，也很注意团结地方中西医药界共同为抗战服

---

① 《毛泽东选集》第三卷，人民出版社 1991 年版，第 1012 页。

务。滨海区政府经过初步的调查研究，对地方中西医生进行了部分的审查鉴定，并相继在莒南、日照、临沭、莒县、海陵、赣榆、郯城、沭水、莒临边等县组织了医药界联合救国会，会员共有 1200 多人。医救会在传染病救治、防疫、卫生宣传等方面发挥了重要的作用。

中西医合作还为解决药品的供应困难作出了很大的贡献。在陕甘宁边区的光华制药厂早在 1941 年 6 月就与延安医科大学合作建立了中西医研究室，以科学方法研究中药制造，产品有八路边行军散、光华退热散等数十种，在边区的合作社出售。在晋冀鲁豫边区，利用山区盛产的中药材，试制各种中成药和注射剂，在 1941 年 5 月前，已经生产新药 120 余种，其中 30 余种是用本地中药材制成的。边区野战卫生部药厂从中药中提取有效成分，以代替某些西药，对治疗疟疾、伤寒等传染病有特效。在晋察冀边区，为了解决药品的缺乏问题，也注意推广可靠的土方单方。如 1945 年春，白冰秋在曲阳游击区调查和救治麻疹病灾过程中，也传授给了老乡一些容易做到的偏方，如孩子患麻疹之后，常会拉肚子，就告诉他们多喝些水，尽量喝一些山川柳、苇子根水，吃一些碱面，效果比较好。

（二）党中央和各抗日根据地政府对疫病防治的坚强领导，根据地群众广泛参与疫病防治

党和边区政府对边区的疫病流行高度重视。早在 1939 年 1

月边区第一届参议会通过的《陕甘宁边区第一届参议会对陕甘宁边区政府工作报告的决议》就号召：发展卫生保健事业，以增进人民的健康。[①]1939 年 11 月，陕甘宁边区第二次党代会通过了《关于开展卫生保健工作的决议》，强调：应在边区人民进行卫生清洁教育，提高人民讲究卫生的知识。[②]1941 年 5 月，中共边区中央局提出的《陕甘宁边区施政纲领》进一步强调推广卫生行政，增进医疗设备，欢迎医务人才，以达到减轻人民疾苦的目的。[③] 中央领导人对边区卫生防疫工作也极为关注。1944 年毛泽东在延安大学开学典礼上的讲话中明确提出："近来延安疫病流行，我们共产党在这里管事，就应当看得见，想办法加以解决。"[④]1944 年，朱德在延安各界卫生动员大会上说：我们要开展全边区的医药卫生运动，同病疫流行的现象做斗争，做到"人与财旺"。1945 年，毛泽东在《论联合政府》的报告中进一步号召：应当积极地预防和医治人民的疾病，推广人民的医药卫生事业。[⑤] 中央领导人不仅做指示，还率先垂范发挥带头作用，毛泽东粗衣素食，周恩来在重庆为边区购置医疗器械和医药书籍，

---

① 《陕甘宁边区参议会文献汇辑》，科学出版社 1958 年版，第 38 页。

② 陈明光：《中国卫生法规史料选编（1912—1949.9）》，上海医科大学出版社 1996 年版，第 146 页。

③ 甘肃省社会科学院历史研究室：《陕甘宁革命根据地史料选辑》第 1 辑，甘肃人民出版社 1981 年版，第 87 页。

④ 《毛泽东文集》第三卷，人民出版社 1996 年版，第 154 页。

⑤ 《毛泽东选集》第三卷，人民出版社 1991 年版，第 1083 页。

朱德带头拾粪、扫地锄草、植树调节气候，李鼎铭等边区政府领导人还亲自为群众看病。这些决议、指示和行动对推动边区疫病防治起了重要的作用。

边区干部群众充分发动和广泛参与到疫病防治中来。防疫工作是群众工作，必须发动群众、动员群众、组织群众、依靠群众、相信群众。抗日战争时期边区的疫病防治工作始终坚持正确的群众路线，牢固树立马克思主义群众观念，一切以人民群众的利益为出发点，得到了群众的支持与拥护，促发广大群众积极参加疫病防治工作，才获得防疫成绩。如边区卫生运动中，群众不分男女老幼几乎全部出动，而且还出现了单位与单位、乡与乡、村与村以及个人之间互相观摩、参观学习、评比竞赛的可喜局面。在党的领导下，许多区乡干部积极投入疫病的防治中来。疫情发生时，许多区乡干部不仅经常挨户巡视，发现患者，报告疫情，而且还以身作则，发挥了模范带头作用。

第三章

东北解放区鼠疫防治的成功实践

1945 年 8 月，日本投降。中国共产党先后在今辽宁、黑龙江部分地区及吉林西部、内蒙古东部建立东北解放区。几乎同时，内蒙古王爷庙（今乌兰浩特市）暴发鼠疫，此后经铁路线向东北地区传播，疫情时起时灭，一直到 1949 年秋季才基本平息。这次疫情的发生，对于党刚刚建立的东北解放区政权产生了极大的威胁，东北解放区在中央的领导下，积极进行了疫病的防治，并取得了一定的成效，为新中国的重大疫情防治工作积累了宝贵的经验。

第一节　东北解放区鼠疫的暴发

解放战争期间，东北解放区各种疫病流行，特别是鼠疫的经常性暴发给东北人民的生命安全带来了巨大的威胁，同时也给东北人民的财产安全造成了不可估量的损失。

一、严峻的疫病问题

东北历来是急性传染病与地方病频发的地区之一，各种疫病几乎无一不有，如急性传染病中的鼠疫、霍乱、斑疹伤寒、白喉、麻疹、猩红热与天花等，这些疫病连年不绝，具有传播快死亡率高的特征，给东北解放区造成的人力、物力与财力的损失不计其数。其中，以鼠疫最为猖獗，鼠疫是由鼠疫杆菌引起并通过老鼠和跳蚤等媒介进行传播的一种烈性传染病，同时也是广泛流行于动物的一种自然疫源性疾病。1946 年 6 月，哈尔滨平房地区发生了鼠疫，其后蔓延到哈尔滨市内的太平桥、西傅家区，到 10 月共死亡 117 人。[①] 国民党向东北解放区发起全面进攻，导致东北社会动荡、秩序混乱，间接造成鼠疫猖獗，蔓延十分迅速。到 12 月底，辽宁阜新共发生鼠疫 129 人次，死亡 128 人。[②] 至 1946 年底，吉林地区的鼠疫波及 63 个村屯，患者 1667 人，死亡 1482 人。

1947 年 5 月至 7 月初，辽吉地区各地相继发生鼠疫。辽吉地区包括今天的辽宁、吉林、内蒙古各一部分，位于嫩江、松花江、拉林河以南、沈锦铁路以北和沈长铁路西侧，南为医巫闾山，西北临科尔沁草原，中部为松辽平原腹地，即现在吉林省的白城地区、松原地区全部和四平地区的部分市县，辽宁省康平、彰武、阜新地区，内蒙古通辽、奈曼旗等地区。最早发现鼠疫的是鲁北（今内蒙古扎鲁特旗）三区五道井子村，时间是 1947 年 5 月 15 日。起初，人们发现大街上、院子里到处都是死鼠，但没有引起人们的注意。不久鼠疫即蔓延到人间，到 6 月中旬已有 10 人死亡。7 月中旬在洮北（今白城市洮北区）、大赉（今大安市东部）两县发现鼠疫，到 8 月中旬，鼠疫已蔓延到洮安（今

---

① 朱建华主编：《东北解放区财政经济史稿》，黑龙江人民出版社 1987 年版，第 594 页。

② 辽宁省卫生志编纂委员会编：《辽宁省卫生志》，辽宁古籍出版社 1997 年版，第 171 页。

洮南市东部)、开通（今通榆县）、开鲁等 6 县，死亡 520 多人。
8 月底，吉林地区共 194 个村屯发生鼠疫，患者 5976 人，死亡
4497 人。9 月末，鼠疫进一步蔓延到通辽、东科中旗（今科尔沁
左翼中旗）、东科后旗（今科尔沁左翼后旗）、前郭、乾安、长
岭、双辽、四平等 20 多个县(旗)，范围几乎涉及整个辽吉地区。
到了 12 月底，蔓延到 3 个市、25 个县（旗）、93 个区、663 个村屯。
本年度鼠疫共发生 30256 人次，死亡 23171 人，死亡率 76.6%。
其中通辽县的疫情最为严重，共有城区和 180 个村屯发生了鼠
疫。当时的通辽县是一个拥有 35 万人口的大县，仅县城人口就
有 4 万多。通辽又是大虎山至郑家屯铁路线上的一个重要车站，
是内蒙古东部草原上的货物集散地，刚刚被解放军收复，担负
着军需物资的转运任务，物流、人流比较集中，因而患者也多，
死亡率高，疫情十分严重。在城区，8 月份平均每天死亡 100 多
人，最多时每天死亡 160 人。在 7—9 月的三个月里，整个城区
死亡 4300 人，平均每 8 人死 1 人，其中死绝 88 户，有一户铁匠
全家 11 口，无一幸免。大林村在 7 月初的几天内就死 100 多人。
钱家店在 7 月份有鼠疫患者 681 人，死亡 569 人。大德泉孔家窝
铺村在 8 月份有鼠疫患者 134 人，死亡 79 人。到 1947 年末，疫
情结束时，整个通辽县死亡 11777 人。除通辽外，乾安、洮安
等县的疫情也很重。乾安县城周围的 10 个村中就有 9 个村发现
鼠疫，每天都有十数人死亡，总计死亡 1714 人，占全县人口的

4%。洮安县流行肺鼠疫时，死亡率高达 90%。有个叫太平屯的小村，全屯只有 9 户人家，却死亡了 24 人！幸存者后来都迁往外地，昔日的太平屯变成了一处废墟。当时的情景非常悲惨，有人形容说："先死的人，有人哭有人抬；中间死的人，有人哭没人抬；后边死的人，无人哭无人抬。"仅半年时间，整个辽吉地区就有 2 万余人被鼠疫夺去了生命！①

1948 年，东北解放区的西部和北部地区又发生鼠疫，传染范围包括 2 个市、26 个县（旗）、75 个区、333 个村屯。经过各级政府及防疫人员的多方努力，特别是在苏联红十字协会防疫队的援助下，1948 年的防疫工作相对比较充分，发病和死亡的人数都大为下降。到 11 月下旬，共发生鼠疫患者 5474 人，死亡 3913 人。②1949 年，东北人民政府卫生部派出 2535 名防疫人员到通辽、热河一带开展防疫工作，使疫区缩小到 1 市、17 个县（旗）、39 个区、96 个村屯，发病人数减少到 445 人，死亡率下降到 61.1%。③

除了暴发鼠疫，东北解放区同时期还发生了霍乱。1946 年 6 月，辽宁锦西地区发生霍乱，7 月传入锦州、沈阳、长春等地，

---

① 东北解放区财政经济史编写组编：《东北解放区财政经济史资料选编》第 4 辑，黑龙江人民出版社 1988 年版，第 418 页。
② 东北解放区财政经济史编写组编：《东北解放区财政经济史资料选编》第 4 辑，黑龙江人民出版社 1988 年版，第 422 页。
③ 朱建华主编：《东北解放区财政经济史稿》，黑龙江人民出版社 1987 年版，第 595 页。

导致东北解放区大面积发生霍乱。1946 年 8 月 9 日，哈尔滨共发生感染 167 人，死亡 95 人。双城县感染 2000 多人，死亡近1000 人；牡丹江感染 429 人，死亡 190 人；呼兰县感染 200 多人，死亡 100 多人。五常、泰来、龙江等地亦有霍乱发生与流行。①据统计，吉林省因霍乱死亡 17000 多人。② 辽宁省内波及 29 个市县，发生患者 16194 人，死亡 7171 人。③

除了鼠疫、霍乱等烈性传染病外，克山病、大骨节病、地方性氟中毒是东北解放区普遍存在的地方病。克山病是一种病因不明的慢性地方性心肌病，发病急、死亡快，又被称为"快当病"。黑龙江、吉林等地都是克山病病区。1948 年黑龙江省共发病 2796 人，死亡 1272 人，病死率为 45.5%。④ 大骨节病多发于发育时期的儿童和青少年。受此病的影响，东北解放区的大量青年不能入伍。地方性氟中毒，简称地氟病，是食用了含氟量高的水和粮食，导致人体内氟过量积累而引起的慢性中毒。重症病人全身骨骼及骨周围软组织钙化、增生，影响关节活动或瘫痪。

---

① 黑龙江省地方志编纂委员会编：《黑龙江省志·卫生志》，黑龙江人民出版社 1996 年版，第 117 页。
② 吉林省地方志编纂委员会编：《吉林省志·卫生志》，吉林人民出版社 1992 年版，第29 页。
③ 辽宁省卫生志编纂委员会编：《辽宁省卫生志》，辽宁古籍出版社 1997 年版，第 170 页。
④ 黑龙江省地方志编纂委员会编：《黑龙江省志·卫生志》，黑龙江人民出版社 1996 年版，第 154 页。

二、鼠疫流行的因素

东北解放区鼠疫频发，既与东北特定的地理环境有关，又有战争与政治的影响，同时也和当时人民的卫生条件差、卫生观念落后有着密切的关系。

（一）生态环境的因素

鼠疫，又被称为黑死病或百斯笃，是一种烈性传染病，在中外历史上对人类生命财产造成过巨大的损失。1347 年至 1353 年黑死病在欧洲大暴发，导致 2500 多万人死亡，占当时欧洲总人口的三分之一。后来这场疾病在世界蔓延，大约夺取了 5000 万人的生命。它是啮齿类动物间相互流行的疾病，但人类如在某种条件下感染到鼠类携带的鼠疫杆菌，就会引发鼠疫在人类中传播。鼠疫具有传染速度快、传播范围广、病死率高的特点。鼠疫的发生地一般为平原，东北地区海拔 130—250 米，相对高度 10—50 米左右，特别是松辽平原属于温带大陆性气候，昼夜温差较大，气候十分干燥，土地肥沃辽阔，特别适合鼠类的生存。因此，东北解放区所处的地理位置使其更易成为鼠疫的自然疫源地。

东北解放区鼠疫流行的集中发病区地处松辽平原，包括现今吉林西北部和内蒙古东部大部分地区。该区域发现的鼠类多达 13 种之多，其中黄鼠、家鼠与鼠疫杆菌有着天然的联系。尤其是鼠疫杆菌的重要宿主达乌尔黄鼠的分布密度极高，分布广泛，所携带的跳蚤、疫菌大量存在，使得松辽平原成为鼠疫暴发的重灾区。早在 1928 年，伍连德就在通辽平原从褐家鼠及其寄生蚤中分离出鼠疫菌，后来陈永汉等在通辽钱家店鼠疫流行期间，运用细菌学确诊了腺鼠疫病例，证明了鼠疫来源于当地的啮齿动物。达乌尔黄鼠作为本地的重要鼠类，会将自身携带的鼠疫菌传染至褐家鼠和小鼠身上，这些鼠类身上的寄生蚤在感染疫菌后会四处叮咬人类，造成了人类感染鼠疫菌。因此，与鼠类接触增添了感染鼠疫的概率，例如 1948、1949 年在通辽调查了 445 名患者，发现有 4 名患者曾在野外接触过病死黄鼠，绝大部分患者在自家屋里接触死鼠后染疫。而黄鼠与家鼠的繁殖又很快，携带的疫蚤数量多，所以松辽平原的鼠疫暴发后，疫情会迅速扩大，呈现出散发性流行趋势。

松辽平原大部分土壤是以黑土和草甸土为主，沙土和草原面积不大，也适合鼠类的生存栖息。每年进入春季，松辽平原气候会变暖且湿度相宜，鼠类开始大量地繁殖，活动频繁，大量的疫蚤也随之出现，所以这一地区的鼠疫一般是每年的 4、5 月暴发，6、7 月呈扩散趋势，8、9 月疫情严重达到顶峰，10 月进入秋季后天气转凉，鼠类不再繁殖，疫情也趋于缓解，入冬后因鼠类活动减少疫情逐渐平息。东北解放区此次鼠疫的流行也符合这一规律，在每年春夏季发生，8 月进入雨季疫情达到高峰。

（二）战争与政治的因素

东北地区长期饱受战争的破坏。抗日战争时期，东北是敌占区，医疗卫生机构数量少，仅有的医院和药品被限定为只为日本人服务，日本当局对待疫病的做法通常是立即将病患处死掩埋以防止传染，根本不采取任何治疗措施，也毫不顾及东北民众生命。日本投降后，为掩盖其统治东北的罪行，日本当局将其位于哈尔滨平房区的七三一部队和长春西南 10 公里处的孟家屯一〇〇部队的两座细菌工厂炸毁，致使大量带有病菌的生物传播出去，并将细菌传染给了野生种群，疫鼠到处乱窜，从而引起了1946 年鼠疫开始大规模地暴发。

抗日战争胜利后，国民党占领了东北部分地区，因其一心忙于内战，根本无意改善民生，加之官员贪污腐败成风，造成了东北地区仅有的医疗资源遭受到更严重的破坏，很多医院院舍都被军政部门强行占据，东北人民能够维持生存已属万幸，根本不可能享受到医院治疗疫病的福利。疫情发生后只能利用学校或寺庙作为临时医院，医疗器材匮乏，治疗中所需要的体温计、针头和消毒器具更是没有。患者口服的药物只有少量磺胺，消毒灭菌的有效药物——石碳酸数量极少，只限在医院、隔离所使用，其他地方只能洒石灰水消毒。消毒器材十分有限，有的地方根本就没有，只好用笤帚头、刷帚头掸。注射用的疫苗不仅数量不足，质量也不过关。在各种医用器材严重不足的条件下，无法对鼠疫患者及时治疗，使得疫病迅速蔓延。

中国共产党在日本投降后也迅速进驻东北，并在苏联的帮助下控制了东北地区的北部地区，虽然自接收后一直致力于发展经济与改善民生，但是受当时战争环境与自身力量所限，只能在一定程度上改变东北落后的面貌。东北的卫生工作，在1947年以前，除了少数地区卫生工作接收前有了一定的基础并维持现状外，接收后卫生工作少有新的建设和发展。当时东北正处于国共内战的环境下，而且是国共内战的焦点地区，因此东北的卫生工作的重点是军队，卫生工作的方针是"一切为了支援解放战争"，将有限的医疗资源大部分投入军队的卫生工作中去，为支援战争而服务。直到东北全境与华北大部分解放，东北处于局部和平的环境下，党的卫生工作方针转变为"军民并重"，正是这一时期，东北解放区的地方性卫生事业在党的领导下才逐步步入了正轨。

（三）生活习惯与思想观念的因素

抗日战争结束后，人民生活条件相对困苦，生活环境恶劣，群众医疗卫生意识差，特别是东北农民的居住条件很差，很多农民屋里屋外在逢年过节等重要日子才打扫，室内鼠类盗洞常见。曾有通辽大林区一棵树屯一个张姓居民家中，一次就扫出了半簸箕死鼠，扶余县城内一户居民院内就有300多个鼠洞。老鼠死后，寄生在死鼠身上的疫蚤就会跳窜寻找新的宿主，有的落在居民饲养的牲口身上，有的覆盖在居民晾晒的食物上，还有的直接叮咬人类传染疫菌。东北的农民居住习惯多是一个院里多家住，猪圈、鸡鸭鹅窝就在家门外，夏季苍蝇蚊子在院内乱飞，场面脏乱不堪，房屋周围遍布鼠洞，可谓是每天和鼠类生活在同一个屋檐下，还有的老百姓喜欢饲养猫狗，猫狗在进行野外活动中会造成自身染疫或携带染疫蚤，再将这些鼠疫病菌带至屋内，增添了人类染疫的风险。

再者，在日常生产生活中，东北民众多以户外活动居多，诸如放牧、打柴、割草等室外活动，与鼠类和跳蚤的接触率较高，且多数老百姓缺乏防范意识，和鼠类跳蚤接触后不能做到对自身及时清洁清扫。同时，东北因冬季寒冷，民间素有狩猎传统，猎物以狐狸、獾、旱獭居多，街内集市多有各类兽皮出售，且十分抢手，这些猎物毛皮极易隐藏鼠疫菌，会造成人类接触性感染。更有甚者，狩猎者在野外露宿饥饿时，常会捕食鼠类，如若食用了携鼠疫菌的鼠类，则直接造成人体传染。

长期饱受鼠疫之苦的当地群众对鼠疫有着深深的恐慌心理。"黄鼠遍山野，胜过牛羊群，传染鼠疫病，九死无一生"就是真实的心理写照，为了解除恐慌，人们不得不寻求精神上的慰藉。过去东北人民常把鼠疫称为瘟神，每到鼠疫发生时，部分群众以为是瘟神降灾祸于人，多数人抱着宿命论的思想，把自己的生命交给神佛决定，认为生死由天定，不预防治疗，直接坐在家里等死。还有人为阻挡瘟神下界，采取编褙子、缉红布、剪纸人等方法，求瘟神不要降临到自己家里。每当家中出现患者，为了期盼能够早日治愈，老百姓开始拜佛烧香祈求平安，造成庙宇中人流聚集，反而加快了鼠疫的传播。还有的老百姓为躲避鼠疫，在家门口贴黄纸写对联画葫芦，认为能够将瘟神挡在自家门外，如在白城洮北区曾出现家门口张贴"瘟神老爷本姓雷，见到葫芦就请回""太公在此常富贵，瘟神退位玉满堂"的字样。通辽大林区一棵树屯在 1947 年 5 月出现鼠疫疫情后，3 天内死了 10 多人，经防疫队隔离治疗后，已见成效，但迷信的村民仍以为是瘟神下界导致，决定请戏班子唱 3 天皮影戏，以送瘟神。结果不仅没送走瘟神，反而为鼠疫蔓延创造了条件，看戏的老百姓有一半人染病。头一天，几百人挤着看戏，次日就病倒上百人，第三天已有 100 多人死亡，戏班也被吓跑，还把鼠疫带到外屯。除了对瘟神的盲目崇拜，在民众中还广泛存在盲目偏信偏方、巫医和喇嘛现象。通辽曾有一位被称为张大法师的人，每当有鼠疫出现时就召集群众，鼓吹自己能够治好鼠疫，当地很多老百姓相信他，到张大法师约定的地点集会，结果造成了大量人口染疫。此外当时的人们对防疫工作不了解，惧怕隔离治疗，拒绝预防注射，结果延误了治疗，致使鼠疫呈"燎原"之势。

第二节　一系列行之有效的防疫措施

解放战争时期，东北解放区各种疫病流行猖獗，对东北人民的生产生活构成极大威胁。为控制疫病传播，保障人民生命财产安全，巩固东北解放区政权，中共中央东北局与东北行政委员会及时创立和发展卫生防疫机构，采取一系列卫生防疫措施，不仅使东北解放区的各种疫病得到有效防控，还使东北人民科学的卫生观逐步确立，极大地改变了东北卫生防疫事业的面貌，成效显著。

一、设立卫生防疫机构

1946—1947 年春，东北行政委员会没有专门机构负责东北解放区的卫生工作。直到 1947 年 5 月东北辽吉地区暴发鼠疫，中共中央东北局、东北行政委员会和西满分局高度重视，责成辽吉省委、辽北省政府和辽吉军区，动员一切人力物力，采取一切可行的措施，战胜鼠疫，保护人民的生命安全。1947 年 6 月才首次在民政委员会下设立卫生处，这是东北地区卫生领导机关的雏形。因卫生处组织机构不健全，只能负责了解情况、搜集资料与准备防疫工作。1947 年 7 月 29 日，辽北省政府主席阎宝航和副主席朱其文联合署名发出紧急防疫命令，要求各县委凡是未成立卫生防疫委员会的，接到命令后火速成立，已成立的地方，由县长或副县长亲自担任主任委员。1947 年 8 月，由于辽吉地区发生鼠疫且波及的范围较广，东北行政委员会随即成立东北防疫委员会，负责组织动员东北解放区已有的人财物资源投入防疫工作。到 1948 年鼠疫被扑灭后，东北行政委员会取消东北防疫委员会，并于 1 月成立卫生委员会，负责制定防疫计划及配置人财物资源等工作。

1948 年 5 月，东北行政委员会颁布《东北各级卫生组织机构暂行条例》，明确规定：卫生委员会为东北解放区的卫生行政领导机关，下设办公处，负责执行一切卫生行政、保健与防疫事宜。办公处下设一室三科，即秘书室、医政科、防疫科与材料科。同时，要求卫生委员会根据工作需要下设门诊部或医院、卫生实验所、卫生技术厂、制药所或制药厂、医科大学、药学与齿科专门学校、卫生行政干部学校、防疫站或防疫所等机构。各省政府要设立卫生处，特别是市政府要设立卫生局，市县旗政府要设立卫生科，街村要设立卫生员，分别负责所属区域的卫生行政、保健及防疫事宜，并下设医政与防疫机构。[①] 这是东北行政委员会颁布的第一个有关卫生组织机构建设的条例，此后东北各级卫生组织陆续建立起来，为东北卫生防疫的开展提供组织层面的保障，各项具体工作也相继展开。8 月，东北行政委员会又根据实际工作的需要将卫生委员会改称为卫生部，进一步加强其对于东北卫生防疫工作的领导。

卫生防疫机构的创立及工作的开展需要大量医务工作者，然而解放战争初期东北解放区的医疗基础较差，医务人员也相对匮

---

① 《东北行政委员会颁布卫生机构组织暂行条例》，《东北日报》1948 年 5 月 8 日。

乏，同时已有人员又存在着诸多错误观念，严重阻碍着东北卫生防疫工作的有效开展，因此训练原有医务人员与培养新式医务人员就成为卫生委员会迫切需要解决的任务之一。

卫生委员会主要采取以下四种方式培训医务人员：第一种是防疫讲习所。1947年12月至1948年1月间开办，由各地选调的68名正式医生组成，讲习时间40天，聘请苏联防疫专家担任教授。讲习所结束后，学员被分配到各地防疫工作岗位，并在1948年的防疫工作中发挥着重要作用。第二种是卫生行政干部学校。首批学员于1947年8月入学，1948年5月毕业，共计119人，毕业后被分配至各地防疫机关工作。第二批学员于1948年6月入学，共计84人，因工作需要在1949年4月就被派往通辽、热河一带工作。事实上，卫生行政干部学校也是根据防疫工作的需要而设立。第三种是医务人员训练班。这种形式于沈阳在中华人民共和国成立后普遍采用，学习期限短则2个月，长则5个月，参加人员经过训练后被分配至各地卫生工作岗位，其思想与能力均发生明显改变。沈阳私营开业医生暑期政治训练班于1949年9月初结束，此次参加学习的医务人员有专科医生、护士、助产士与药剂师等共计315人，经过一个月的学习，医务人员的思想一般均获改造，认识了新民主主义的性质与工商业政策，训练效果十分突出。其中，有92名学员要求参与卫生委员会各项卫生工作，余下大部分学员也积极筹办沈阳市私营联合医院，准备接收工人患者。第四种是正规大学与专科教育，东北解放区的医科大学及专科学校有中国医科大学、长春医科大学、哈尔滨医科大学、辽宁医科大学、药科学院与兽医学院等。其中，辽宁医科大学于 1949 年 2 月由卫生部代管接办，其他学校也都在 5 月由军区卫生部划归东北行政委员会卫生部领导。这些医科大学及专科学校为东北解放区培养了大量新式的医务人员，据统计 1949 年在校学生共计 4274 人，当年毕业人数为 1893 人，学员们被分配至东北各级卫生机构从事卫生工作，在防疫战线上发挥着无可替代的作用。[①]

除此之外，各省根据实际工作的需要，也都设有卫生干部学校，负责培养护士、防疫员与化验员等中级医务人员，这些学校在一定程度上缓解了东北医务人员短缺的局面。据统计，1947—1949 年间，仅东北疫区就先后训练与培养了 5728 名基层防疫人员，他们在 1948—1949 年的卫生防疫工作中发挥了相当大的作用。

二、宣传鼠疫防治知识

宣传普及卫生知识是防疫的经常工作之一，卫生委员会自成立之日就充分利用报纸等传播媒介在东北解放区特别是疫区，运

[①] 朱建华主编：《东北解放区财政经济史资料选编（第四辑）》，黑龙江人民出版社 1987 年版，第 440—442 页。

用实际材料来说服教育人民群众，内容既生动又深刻，形式多为群众所喜闻乐见，因此宣传效果十分理想。如《东北日报》从1948年1月至1949年9月间先后刊登25期卫生专栏，由卫生委员会负责专门介绍东北解放区各种急性传染病与地方病的有关知识，内容涵盖疾病的症状、分类、预防与治疗等方面，同时还配以问答形式回复读者来信，就群众迫切关心的卫生难题进行耐心解答，深受东北人民欢迎。

以鼠疫为例，卫生委员会先后介绍鼠疫的症状及分类、鼠疫的传播路径与鼠疫的预防等，重点宣传鼠疫的预防。关于鼠疫的症状及分类，卫生委员会宣传介绍：鼠疫的潜伏期为2—7天，患者多表现为全身突然恶寒战栗，高烧39—41℃，面部呈恐怖状，头痛，眩晕，结膜充血，心音微弱不纯或有杂音，脉搏频数，恶心呕吐，肝脾肿大，言语含糊以及走路蹒跚如醉酒等症状，重症患者多意识不清。鼠疫的种类有腺鼠疫、肺鼠疫、鼠疫败血症、皮肤鼠疫与眼鼠疫等五种。其中，腺鼠疫是最为常见的病症，约占70%，以腺肿为其特征；肺鼠疫发病率约为1%—5%，通常是由呼吸感染或由腺鼠疫与鼠疫败血症状转变续发导致；鼠疫败血症发病率约占5%—10%，患者症状极为剧烈。[1] 通过对鼠疫症状及分类的介绍，使东北人民对于鼠疫有所了解，能

---

[1]　东北人民政府卫生部健康委员会：《结核症防治院一九五一年工作总结计划报告》，《防痨通讯》1951年第1期。

够依据所掌握的卫生知识判定周围是否有人发生鼠疫，以便在第一时间发现、隔离与治疗患者，控制鼠疫的蔓延。

关于鼠疫的传播路径，卫生委员会指出：鼠疫是通过跳蚤或飞沫等分泌物进行传播，即一方面是老鼠发生鼠疫后，其身上寄生的跳蚤携带病菌，因该鼠死后身体发凉而选择离开，跳到其他老鼠或人类身上再去吸血，这时跳蚤就通过嘴将鼠疫杆菌传染给其他老鼠或人类，从而引发鼠疫流行；另一方面是亲朋好友或邻居在患者发生鼠疫后与其进行接触，或接触患者使用的物品，由于隔离措施不当而造成鼠疫的人际传播。因此，东北民众积极响应卫生委员会发出的捕鼠灭蚤号召，并严格执行防疫隔离制度，切断了鼠疫的传播路径，将鼠疫控制在一定的范围内。

关于鼠疫的预防，卫生委员会认为：预防工作应从以下五个方面着手：一是普遍进行预防注射。预防注射可以有效地避免鼠疫，即使不幸患病也容易治愈。二是掀起捕鼠防鼠运动。老鼠不仅把疫病传染给了人类，同时还偷吃粮食，因此必须将其彻底消灭。此外，各地还根据当地房屋构造及地形情况挖好防鼠沟。三是严行灭蚤。跳蚤是鼠疫的传播媒介，如果没有跳蚤，鼠疫就不会传染给人类，因此民众在灭鼠时还要灭蚤。阻止跳蚤的繁殖与活动，最重要的就是保持环境的清洁与干燥。四是严密消毒。鼠疫杆菌在冷湿环境下可以存活很长时间，但处于高温及干燥的环境就会短时间内死亡。因此，民众使用日光及火力消毒法，不仅经济实惠，而且效果明显。五是妥善处理尸体。处理尸体的最好办法是火葬，可以免去一切后患。由于东北民众有土葬的风俗，因此在不能火葬时要采取集中埋葬的方法，但墓穴的深度必须保证六尺以上。[1]

1947 年辽吉地区暴发鼠疫后，辽吉省委开展了积极的宣传活动。各县组织中小学教师、学生向农民宣传卫生防疫知识和防疫工作的重要意义，组织人员编写通俗易懂的文章、诗歌向群众进行宣传教育。1947 年 5 月 21 日的《胜利报》刊登了一首防疫歌：

> 告老乡，劝同胞，
>
> 卫生防疫最重要，
>
> 事先准备好，
>
> 莫等得病再治疗，
>
> 迷信思想快去掉，
>
> 烧香许愿跳大神，
>
> 这些都是瞎胡闹……[2]

从以上有关鼠疫的宣传介绍中可以看出，卫生委员会的宣传内容详细全面，既有生动案例，又有具体做法，表述方式也言简意赅，易为群众所接受，因此宣传效果较为理想。也正是由于卫

---

[1]　《预防鼠疫的基本方法》，《东北日报》1948 年 7 月 22 日。

[2]　《防疫歌》，《胜利报》1947 年 5 月 21 日。

生委员会的积极宣传，配合以卫生人员的耐心讲解，东北民众的卫生知识才得以显著提高，对于科学的卫生防疫措施采取逐步接受的态度，并抛弃了原有的迷信思想，推动了东北解放区卫生事业的健康发展。

三、开展捕鼠灭蚤运动

卫生防疫工作是一项群众性工作，要想做好防疫，必须有效地组织和动员人民群众积极参与。为此，卫生委员会除宣传卫生知识与讲解卫生政策外，还要组织动员东北人民积极投身于卫生防疫之中，将各项政策落到实处。针对鼠疫的传染源是老鼠和跳蚤，辽吉省委号召人们大力捕鼠灭蚤，开展群众性的大规模的卫生运动。1947 年 9 月 19 日，省委规定：9 月 21—25 日为全省灭鼠运动周。为鼓励灭鼠，省委规定：各机关部队灭鼠要严格登记，各地可酌情奖励。此后，群众和机关部队想方设法捕杀老鼠，如投毒饵、翻柴垛、堵鼠洞等，到 1947 年冬已取得灭鼠 800 万只的成绩。捕杀的老鼠严禁乱抛，经焚烧后深埋地下。同时省委发动群众打扫室内外卫生，对衣物、被服、房屋用 666 粉灭蚤，以防跳蚤滋生。学校也采取了相应的预防措施，除了烧灭跳蚤，学员们每星期都检查自己的衣被，看看有没有跳蚤。[①] 对

---

① 阎明复：《阎明复回忆录》（一），人民出版社 2015 年版，第 117 页。

鼠疫病的尸体重新处理，仅在通辽县城区周围就翻出了鼠疫病尸体 5000 多具，经过消毒、焚烧后，埋入 7 尺深的地下，这就有效地消灭了病原体。东北解放区的卫生行政机构通常会举办卫生防疫竞赛，并以奖励的形式来组织动员人民群众积极参与。如 1948 年乌兰浩特市举办竞赛，每天检查辖区内各户的环境卫生，捕鼠灭蚤及检诊等工作，每月评比一次，优秀的区由市政府赠送奖旗，各区所辖街组同样施行此法。1948 年辽北省通辽县钱家店区举办群众竞赛，规定的内容更为具体，即从挖好老鼠洞、抹好墙、烧灭蚤、晒衣服被褥、修好围子、井盖与厕所等方面对住户进行了评比，各村民众纷纷响应并积极参与。

此外，卫生委员会还以卫生防疫人员的实际行动来动员与感召人民群众。如 1948 年防疫初期，四平市刘家屯大部分群众对防疫知识了解不够，迷信观念根深蒂固，仍认为鼠疫是"瘟气"所致，因而捕鼠工作不彻底，发现病例后不及时报告。之后在防疫人员亲手为群众堵鼠洞、抹墙、扫院子、晒衣服被褥与搬箱挪柜等实际行动的感染和影响下，全屯群众无不照样切实执行。此后，刘家屯的住户们不仅严格执行各项防疫指示，还积极参与当地卫生防疫工作。

值得一提的是，卫生防疫委员会在组织发动群众中还注意防止和纠正形式主义等错误偏向。1948 年乌兰浩特市群众为在挑战竞赛中获得奖旗，纷纷前往野外 20—30 里捕鼠，有的群众更是到达 80 里远的地方捕鼠，形成了"市里耗子无人抓，跑到市外捉野鼠"的局面，此举严重违背了举办卫生挑战赛的初衷，对于辖区内的卫生防疫工作非常有害。后经过防疫人员的及时纠正与细心教育，该市的卫生挑战比赛才回到正轨。正是由于人民群众被广泛地发动起来且情绪高涨，卫生委员会的各项措施才得以顺利推行，东北卫生防疫工作才真正成为群众性工作并取得了效果。

1948 年 5 月，东北行政委员会颁布《关于正确展开卫生清洁运动的指示》明确指出：自入春以来各种传染病又在东北各地相继发生，造成了一定人数的死亡，究其原因在于环境卫生的疏忽与预防措施的缺失。随着东北解放区天气逐渐变暖，各地脏物必须及早处理，为此应该号召人民群众开展卫生清洁运动，以消灭现在或即将流行的疾病。[①] 由于东北民众先后被组织动员起来，防疫情绪普遍高涨，因此纷纷响应与执行卫生委员会领导下的卫生清洁运动，成效显著。

辽北省通辽县吸取 1947 年鼠疫猖獗的教训，格外重视 1948 年春季的卫生防疫工作。全县共动员 6000 余名群众从 1 月开始进行了为期两个月的翻埋工作，共挖出 141 个大坑用于重新掩埋上年因鼠疫死而未能深埋的尸体，并将该项艰巨任务于当地开冻

---

① 朱建华：《东北解放区财政经济史资料选编》（第四辑），黑龙江人民出版社 1988 年版，第 355 页。

之前如期完成。3 月，全县召开春季卫生清洁大会，下发由防疫站印制的《春季卫生清扫指示》小册子，组织动员各区群众进行清扫垃圾、埋死家畜与捕鼠运动，仅五家子地区就捕鼠千余只。鉴于 1947 年的教训，群众对卫生防疫工作的热情较高，妇女儿童均有参加，极大地提升了辖区的卫生防疫效果。①

长春市在国民党统治时积存了大量垃圾，市容极不整洁，在春季易引起各种传染病的流行。为此，市卫生局召开防疫工作会议，决定发动群众有重点地进行清扫工作，积极推广卫生合作社组织，每天派出防疫员到各区协助群众开展工作，并由公安局分驻所负责监督指导。卫生会议结束后，各区陆续开展清扫工作。胜利区中街坚持早晚不误生产的原则，由各组长带头展开清扫竞赛，到 1948 年 12 月 24 日共计拉出垃圾 630 车；岭南街于 20 日发动居民进行清扫，并在居民会议上产生清扫委员会；新春街为防止春季传染病的发生，切实保证街巷清洁，由清扫委员会负责每周按街巷检查群众的清扫工作，同时帮助无劳动力的军属展开清扫。大规模卫生清扫运动的开展，不仅降低了东北各种疫病与传染病，同时还改善了东北城市的环境与民众的健康，实现了卫生委员会有效控制疫病及树立科学卫生观的预期目标。

---

① 《通辽注意防疫工作　全县展开卫生清扫运动》，《东北日报》1948 年 4 月 10 日。

四、推行防疫注射治疗

除保持环境清洁与个人卫生外，预防疫病还必须采取科学的防疫措施，即进行普遍的防疫注射，这是预防疫病的关键一环。因鼠疫病发病急，病程短，死亡率高，在当时的医疗条件下很难治愈，而注射疫苗是最有效的预防办法。据统计，1947年未进行预防注射的人患鼠疫死亡率为84.4%，治愈率为15.6%，而进行过3次预防注射的人患病率则大幅降低，患鼠疫后死亡率下降到43%，而治愈率上升到57%。另据通辽与开鲁防疫所统计，在鼠疫死亡患者中，未注射防疫疫苗者占71.2%，注射防疫疫苗者占27.8%，在应用死菌疫苗预防注射的4644人中发病人数为122人，占2.6%，而应用生菌疫苗预防注射的11097人中发病人数仅为103人，占0.9%。[①] 这些数据充分表明了，防疫注射对于鼠疫具有很好的预防效果，即使注射疫苗后不幸患病，其治愈率也明显地提高，并且应用生菌疫苗的效果更佳。

1947年辽吉地区暴发鼠疫，辽吉省委派出了几百人的防疫队分赴各地，为居民注射。针对当时一些群众拒绝注射的情况，省委规定，当劝导无效时，即采取强迫注射的办法，并发注射证，无证者严禁出入。由于鼠疫猖獗所造成的惨痛教训，以及卫

---

① 朱建华：《东北解放区财政经济史资料选编》（第四辑），黑龙江人民出版社1988年版，第355页。

生委员会的宣传教育与组织动员，东北人民对于预防注射的态度已经大为改观，参与注射的人数明显增多。据1948年6县的数据统计，在总人口的870142人中有612360人参与预防注射，注射人数占总数的70.4%。[①] 预防注射人数的增多无疑对东北解放区的卫生防疫工作产生了积极影响，极大地提高了民众的生活质量，同时为卫生委员会有效地控制与治疗各种疫病提供了方便。

对于鼠疫的治疗，卫生委员会的任务就是要打破东北民众的迷信思想，使其接受科学的治疗措施，同时加强药物的研发及使用。当时卫生委员会公布的能够有效治疗鼠疫且容易得到的药品是磺胺制剂。据1947年东北的治疗经验，如果能较早地发现患者，早期执行隔离与治疗，则集中大量使用磺胺制剂对于腺鼠疫能起到70%以上的治疗效果，个别采取注射疗法的地区则更高，在口服磺胺制剂的同时，注射美兰和抗鼠疫血清。对局部肿腺，采用0.2%雷弗诺尔冷敷，以消灭促进吸收的办法治疗；效果不好的则施以外科手术，摘除肿腺。此外，诸多副疗法也非常关键，如强心、健胃、镇静与解热等制剂，医务人员应当将其与主治药品配合使用，效果十分理想。辽吉省委还号召用中医中药治疗鼠疫。开通县的王化东、王雪航、解壁清、张鹤航等4位中医，研制出了清瘟避疫散、全治丸、消核丸、麝香丸等中药，到

---

① 朱建华：《东北解放区财政经济史资料选编》（第四辑），黑龙江人民出版社1988年版，第436页。

1947 年 10 月 8 日为止，已治愈鼠疫患者 11 名。由于中西医的共同努力，治愈的人越来越多，死亡率由原来的 80％以上，下降到 37％。由此可以看出，鼠疫并不像想象中那样可怕和严重，鼠疫之所以猖獗并造成大量人员的死亡，很大程度上是因为疫病的事前预防与人民群众密切配合出现了问题，只要认真贯彻并积极落实东北行政委员会出台的各项政策措施，各种疫病就能够得到有效控制，人民的健康水平就会明显提高。

五、实行严格的疫区封锁

普遍进行防疫注射是事前预防疫病流行的有效措施，如果疫病暴发，隔离患者与封锁交通是事后防止疫病流行的有效武器。只要严格执行隔离与封锁，疫病就能够被控制在很小的范围之内，否则便会重蹈覆辙，使许多人失去生命。卫生委员会强调隔离与封锁工作有两方面含义，一方面要严格隔离患者与疑似患者，同时把患者居住的地方封锁起来，以免疫病扩大传染；另一方面在任何情况下，只要没有采取防护措施，就必须避免未感染者与患者或疑似患者进行接触，非疫区除必要时采取措施外，也必须严禁与疫区往来。各地卫生机构要事先准备好隔离所，并配备看护人员，负责护理患者与协助治疗等工作。关于封锁隔离范围问题，应由各地卫生防疫人员根据实际情况决定，但顾及人民生活，一般采取小隔离圈制。只有严格执行隔离与封锁，才能有效地控制疫情，以便于开展后续治疗工作，如有人员违反上述要求，则应给予其严厉处罚。

面对鼠疫大流行的严峻形势，在"一切为了前线"和"一切为了健康"的口号下，中共中央东北局与东北行政委员会投入大量人力、物力和财力，实施鼠疫预防注射、疫情报告、隔离封锁等一系列科学防疫举措，其中实施戒严封锁，在当时防疫灭疫中起到至关重要的作用。1947 年 10 月 5 日，东北防疫委员会颁布《关于防疫戒严封锁暂行办法》，主要采取的措施有：

一、根据目前疫势情况，传染已达二十余县，其中以扶余、乾安、安广、通辽、突泉、王爷庙、白城子、开鲁等地为最严重；齐齐哈尔、昂昂溪、杜尔伯特旗、肇州西南，双城以西及以南拉林河一带，已有传染。各该地省、市、县防疫委员会，应即分别区划具体确定，实行严格封锁；其临近地区之嫩江省宁年、林甸、泰康、三肇，松江省双城、拉林、五常、阿城，黑龙江省绥化、克山，吉北榆树、舒兰等处虽未发生疫患，但应立即预防戒备，以免蔓延侵入。

二、疫情严重地区，由各该地省县、党政军动员军民进行隔离，断绝一切铁路、公路、航运、大车、行旅交通。其省与省、县与县、区与区之间实行严密封锁，禁绝来往行人；特殊军运须经后勤司令部或军区司令部许可，由本会或各省防疫委员会发给证明，方可通行。如军政人员因公须至尚未发生疫情之预防地区，必须先入检疫所，证明无鼠疫嫌疑者，方得在预防区通行。所有公共娱乐场所、戏院、电影院、游艺场等，在防疫期间一律停止营业。

三、疫情较轻地区，由当地各级党政军负责切实断绝与疫情严重地区之所有水陆交通往来行人，发动群众协同地方武装公安机关在各交通要道设立检查站，严密封锁，如有逃越封锁潜出他往者应受处罚。疫情较轻地区与尚未发生鼠疫地区间之铁路交通仍予维持，但须经详密检查持有预防注射证明与消毒后，始准买票上车通行，否则绝对禁止。皮毛骨类及有关鼠疫传染物品一概停止运输，公共娱乐场所第一期自十月一日起至十五日止亦予停业。

四、尚未发生疫情之地区，由各该地各级党政军负责，立即实行预防戒严，在与已有疫情地区之沿线交通要道设置检查站，双城、拉林由松江防疫委员会负责；安达由哈尔滨市公安局负责，派出得力干部主持，由本会配备医务人员，携带防疫器材，协同当地军队公安机关组织建立；绥化、克山由黑龙江防疫委员会负责，泰康、林甸、宁年、三肇由嫩江防疫委员会负责；榆树、舒兰由吉北防疫委员会负责，派出干部，配备医生，携带防疫器材，协同地方部队公安机关组织进行检查。在疫区边沿之农村与未设检查站之邻近地区，由当地党政军负责动员及组织民兵自卫队进行巡逻封锁，绝对禁止防疫之一切来往通行。

五、预防区之各地车站，由各该防疫委员会负责，派出医务人员携带药品器材，协同地方铁路公安武装进行上下旅客防疫检查注射。无防疫注射证明者，不得买票上车或下车进站；对于货运应尽可能实施消毒，以杜疫菌侵入。

六、哈尔滨各车站，由哈市防疫委员会负责，派出医务人员，协同公安武装护路军进行检查消毒注射，否则不准通行。

七、航路交通，由航务局协同松江防疫委员会负责，在哈尔滨西上河口一带设立检查站，对上游各种船只航运实行封锁，下游船只行旅由本会配备医生药品器材，协同航务局执法队，负责进行消毒注射检查。

八、预防区之哈尔滨各城市公共娱乐场所、戏院、电影院、舞场、游艺场等实行第一期停业十天，到期开放与否须经本会许可。

九、各级防疫委员会应设立检疫所隔离室，检查站所在地由检查站负责设置，凡有鼠疫嫌疑者，即送隔离室检疫，最少须经两周详细验明确无疫病者，方得通行。

十、各机关部队对于外来人员因公会客必须持有防疫注射证明，方可接待，否则概予拒绝。

十一、党政军民无论何人均必须遵守防疫检查注射消毒，不得违抗，如有疫情嫌疑，检查站有权扣留送至隔离室检疫。检查人员必须选政治可靠、历史清白、作风正派、态度和蔼并能认真负责者任之。

十二、为彻底执行封锁戒严，各级防疫委员会得派出干部及医务人员，巡回检查督促，务期迅速有效遏止鼠疫。①

戒严封锁令的推出，体现了中共中央东北局与东北行政委员会的责任和担当，以及对人民群众健康和生命的高度重视，为东北人民筑起了一道防疫生命线。当时，白城—阿尔山、白城—前郭、白城—四平等几条铁路线都已停止客运。在疫区的县与县、区与区、村与村之间也实行隔离封锁，禁止任何人通过。在交通要道挖封锁沟，宽 6 尺余，深达 5 尺，以不能通过行人和车辆为限。各县都把 18—45 岁的男子组织起来，成立自卫队，站岗放哨。在各疫区普遍设立隔离所，对患者实行隔离治疗，并禁止家属陪住以防传染。

1948 年，辽北省通辽县暴发鼠疫后第一时间执行隔离与封锁工作。当时正值民众忙于种地时期，为了照顾生产，防疫人员在与行政领导研究后，决定采用小范围封锁的办法，即当一村某家发生鼠疫时，只封锁该户及其近邻。村中其他居民仍然可以下地工作，但禁止走访其他村屯，每日晨起外出或傍晚归来时必须向防疫人员检诊，隔离者与未隔离者之间不许乱串，并通知邻近村屯提高警惕，布置监视岗哨，不许疫区有员通过。与此同时，由县政府通令各地严加防范，村中施行连保办法，即一人违反

①　《关于防疫戒严封锁暂行办法》，《东北日报》1947 年 10 月 5 日。

防疫规约，而他人不检举以致疫情扩大，则要对全村进行处罚。此举在东北很多地区实行，并未发生大的偏差，工作效果较为理想。

综上所述，在卫生委员会及全体卫生人员诸多措施的影响下，东北解放区的卫生防疫工作取得了突出的成就。据统计，1947 年东北鼠疫流行的范围波及 8 市、25 个县、93 个区与 633 个村；1948 年鼠疫流行范围缩小到 2 个市、26 个县、75 个区与 333 个村；1949 年，东北鼠疫流行范围更是缩小到 1 个市、17 个县、39 个区与 96 个村。从中可以看出东北解放区鼠疫的流行范围逐年缩小。1947 年东北鼠疫发病数为 30326 人，死亡 23171 人，死亡率为 76.4%；1948 年鼠疫发病数为 5497 人，死亡 3928 人，死亡率为 71.5%；1949 年鼠疫发病率为 445 人，死亡 272 人，死亡率为 61.1%。从中可以看出，东北解放区鼠疫的发病人数自 1948 年后锐减，其死亡率也在稳步地降低。1947 年，东北防疫注射数为 849473 次；1948 年防疫注射数为 1846629 次，增长 2.2 倍；1949 年防疫注射数为 4228607 次，在 1948 年基础上又增长了 2.8 倍，从中也可以看出东北人民对防疫注射的观念已发生了转变，参与注射的人数逐年增多，这与卫生委员会的宣传教育是密不可分的。[1]

---

[1]　朱建华：《东北解放区财政经济史资料选编》（第四辑），黑龙江人民出版社 1988 年版，第 491—492 页。

第三节　东北鼠疫防治的基本经验

解放战争时期，由于历史与现实的因素，东北解放区的疫病问题呈现日益严峻化趋势，为此东北行政委员会采取了系列卫生防疫措施来遏制各种疫病的暴发与蔓延，成效显著。总结其经验，主要集中在以下三个方面：

一、高度重视卫生防疫事业

首先，中共中央东北局和东北行政委员会高度重视东北解放区的疫病问题，自进驻东北以来就肩负着领导东北卫生防疫工作的重任，负责制定有关卫生防疫工作的方针政策，协调有关方面贯彻落实，以及合理调配已有人财物资源等。其次，中共中央东北局与东北行政委员会制定并颁布了诸多有关卫生防疫工作的暂行条例，内容涵盖卫生防疫工作的各个领域，为卫生防疫工作的开展提供了制度层面的保障。如1947年辽吉地区暴发鼠疫后，9月25日，辽北省政府、省防疫委员会发布一号命令：各县须将疫情在每天下午向省政府报告一次，使用火车站、电报局的长途电话，疫情优先，并设立了专用防疫电报线。东北邮电总局为加强防疫工作，9月27日通知各局，凡属各级防疫委员会与各地关于防疫事项之电报或长途电话一律免费。洮北县防疫委员会还制定了奖惩办法。得病或死亡之后 3 小时不报告，防疫组长记大过一次，患者家属罚金 5000 元，困难者罚苦工 3 天；死后 6 小时不报告，组长撤职，判罚徒刑 1 个月；死后一天不报告，组长撤职，判徒刑 3 个月。对防疫人员的最高奖励是记大功一次，奖粮一石。这些措施对及时发现疫情、了解疫情，防止蔓延起了很大作用。此外，东北行政委员会还创立与发展各级卫生防疫机构，并配备了相关医务人员，为卫生防疫工作的开展提供组织层面的保障。同时对新旧医务人员的训练与培养，使其更好地为东北卫生防疫工作服务。最后，中共中央东北局与东北行政委员会充分利用报纸等传播媒介，特别是东北局机关报《东北日报》宣传普及卫生知识，破除民众迷信思想，使其了解并逐步接受科学的卫生防疫措施。

二、各级卫生防疫人员共同努力

首先，各级卫生防疫人员认真贯彻中共中央东北局与东北行政委员会布置的各项卫生防疫工作，积极宣传卫生防疫知识，解释卫生防疫政策，并就群众所关心的卫生防疫问题作出解答，便于群众领会并理解卫生委员会各项卫生措施的目的，成为党和政府同人民群众之间沟通的桥梁，以此减少卫生防疫工作执行中的阻力。1947 年 5 月，辽吉地区暴发鼠疫后，疫情得到东北局、东北行政委员会的高度关注，及时派出人力物力支援辽吉地区的防疫灭疫工作。1947 年 8 月，东北行政委员会派出了以张杰藩为队长的东北机动防疫大队（包括 4 个中队，150 多人），迅速奔赴疫情严重的通辽等地。9 月初，东北行政委员会卫生部副部长白希清带领哈尔滨市医务大队（共 5 个中队）来到辽吉，分别进入洮安、安广（今大安市一部分）、大赉等地开展防疫工作。据不完全统计，先后到达辽吉地区的防疫人员大约有 700 多人。这些防疫人员带来了大批的医疗药品和卫生器械，缓解了防疫工作中药品器械不足的困难。此外，苏联红十字会也伸出援助之手，派出了由防疫专家麦伊斯基率领的防疫队，他们不仅带来了高效疫苗，提出了宝贵的建议，还培训了一批防疫人员。

其次，各级卫生防疫人员以身作则，用自己的实际行动来动员和影响人民群众。如疫病流行前，卫生防疫人员做好充分的准备工作，制订符合当地实际的卫生防疫计划；疫病流行时，卫生防疫人员第一时间前往患者或疑似患者家中，对其进行实时监控，并及时向上级卫生防疫部门汇报情况，与此同时划定隔离范围，严格执行隔离工作，将疫病控制在一定的范围之内；疫病流行后，卫生防疫人员紧密配合医务人员开展治疗工作，提高疫病治疗效果，改善群众生活质量，并做好药品的发放与管理工作。

三、人民群众有力配合

首先，卫生防疫工作不能仅仅依靠卫生防疫人员，还必须

有人民群众的参与和配合，充分发挥集体优势，才能取得预期
效果。卫生防疫人员的数量毕竟有限，疫病暴发后，如果只有
卫生防疫人员采取必要的措施，而没有人民群众的有力配合，
则卫生防疫工作无法开展，疫病也无法得到有效的控制，这势
必会给东北解放区及人民造成重大的损失。正是在卫生委员会
与各级卫生防疫人员的宣传教育与组织动员下，东北人民积极
清扫环境卫生，参与捕鼠灭蚤运动，进行普遍预防注射，发现
患者或疑似患者后立即实行隔离，及时向卫生防疫部门报告，
并配合治疗，东北解放区的卫生防疫工作才能取得巨大成效。
其次，人民群众在被广泛组织与动员后，防疫热情普遍高涨，
并积极投身于各项卫生防疫工作中，有效地弥补了东北解放区
防疫人员、手段以及环境的不足，最大限度地将疫病控制在一
定范围内。

　　总之，正是由于党和政府的高度重视、各级卫生防疫人员
的共同努力，以及人民群众的有效配合，东北解放区的卫生防
疫工作取得了巨大的成功。东北卫生防疫工作的发展不仅改善
了东北解放区的卫生防疫环境，建立起了较为完善的卫生防疫
体系，培养了大量卫生防疫人才，有效地控制了疫病的暴发与
流行。同时，还提高了东北人民的健康水平，使其确立起科学
的卫生观。在整个东北地区防疫灭疫过程中，东北人民对党的
认识发生了深刻变化，从刚解放时的怀疑观望，转变为坚定地

跟共产党走，积极主动地支援解放战争。同时，广大群众从迷信中解放出来，获得了正确的科学防疫知识，为以后的防疫工作打下了基础。最重要的是为新中国成立后中国共产党领导卫生防疫事业，加强社会建设与优化社会治理奠定了坚实的基础，并积累了宝贵的经验。

第四章

社会主义革命和建设时期重大疫病的防治

中华人民共和国成立后，党和政府面对各种严重流行的疫病，把卫生、防疫和一般医疗工作看作是一项重大的政治任务，加强领导并采取了一系列积极的应对举措，成功地消灭或控制了各种疫病的流行和蔓延，为新中国的经济建设和社会全面进步打下了牢固的基础。

第一节　新中国成立初期重大疫病的防治

新中国成立初期，由于长期战乱、灾荒以及其他的因素，各类疫病丛生，人民群众的生命健康频繁遭受各种疫病的侵扰。面对严峻疫情，党领导新中国通过发展卫生医疗防疫体系，调动各种资源，进行了重大疫病防治的工作，为快捷高效防控疫病作出了努力。

一、新中国成立初期面临的严重疫情

新中国成立之初的卫生工作是一个疫病丛生、缺医少药的严重局面。当时威胁人民生命健康的最主要的疫病是各种急慢性传染病、寄生虫病和地方病。据时任中央人民政府卫生部部长李德全在 1950 年 9 月政务院第 49 次政务会议上的报告指出，这一时期"我国全国人口的发病数累计每年约一亿四千万人，死亡率在千分之三十以上，其中半数以上是死于可以预防的传染病上，如

鼠疫、霍乱、麻疹、天花、伤寒、痢疾、斑疹伤寒、回归热等危害最大的疾病，而黑热病、血吸虫病、疟疾、麻风、性病等，也大大侵害着人民的健康"[1]。

（一）鼠疫的流行

鼠疫是传染性极强、病死率极高的疫病。新中国成立之前，鼠疫就经常发生，新中国成立后，鼠疫仍在东北、内蒙古、福建和江西等地时有发生。1951 年至 1959 年的 9 年时间中，东北西部和内蒙古西部一带的鼠疫发病人数达千余人。[2] 其中，吉林省最为严重。1950 年至 1958 年，吉林全省 13 个地方鼠疫疫区县市范围内，共发生 246 次，发病人数达 963 人，死亡 381 人，死亡率 39.56%。[3] 黑龙江省和辽宁省相对而言鼠疫流行强度较弱。1946—1954 年，黑龙江省的哈尔滨疫区共发生鼠疫 7 次，患者 206 人，死亡 194 人。[4] 黑龙江省的泰来疫区也有不同程度的鼠疫流行。1945 年至 1953 年，该疫区共发生鼠疫 4 次，分布在 6 个疫点，患者 24 人，死亡 22 人。辽宁省从 1950 年以后即无鼠疫暴发的报告，但在 1952 年和 1954 年，曾从鼠体内分离出了鼠疫菌。[5]

---

[1]　中央人民政府卫生部编：《卫生法令汇编》（第 1 辑），1951 年内部版，第 38 页。

[2]　贺建国等：《东北防治鼠疫 50 年回顾》，《中国地方病学杂志》1999 年第 1 期。

[3]　张永珍、李园欣：《吉林省烈性传染病简介》，《吉林档案史料》2008 年第 8 期。

[4]　中国医学科学院流行病学微生物学研究所：《中国鼠疫流行史》（上册），内部印行，1981 年，第 171 页。

[5]　中国医学科学院流行病学微生物学研究所：《中国鼠疫流行史》（上册），内部印行，1981 年，第 184 页。

在内蒙古，新中国成立之前就有鼠疫的大规模流行。1949年7月13日至12月5日，内蒙古察蒙租银地的9个村发病68人，死亡60人，鼠疫并传至河北一带。1950年以后，内蒙古有鼠疫只出现于少数地区。[①] 从1950年到1955年的6年间，内蒙古共在14个旗县67个疫点发生鼠疫患者236人，死亡120人，死亡率50.85%。其中1954年流行范围和强度稍大，共在10个旗县25个疫点发现患者82人，死亡35人。1956年内蒙古没有发生鼠疫流行。1957—1959年的3年间，内蒙古在5个旗市6个疫点共发生鼠疫患者18人，死亡10人。1959年以后，内蒙古的鼠疫流行基本得到控制。

在其他地区，鼠疫发生并流行的程度有所不同。1949年10月在江西南丰发生鼠疫，患者5人，月底平息，全部治愈。1950年1月江西南昌发生散发鼠疫病例，1人发病，1人死亡。到1950年11月，江西全省共14个县市有鼠疫病例发生或流行。[②]1950年浙江温州市区、永嘉、瑞安、庆元等4个市县有鼠疫发生，有患者34人；同时在衢县、文成、乐清、温州、永嘉、庆元等7个市县有鼠疫报告。1950—1955年云南省西部的德宏、大理两州的15个县，共发现鼠疫患者2950人，死亡633人。1950年1月至4月，广东遂溪、廉江、海康、湛江等地发

---

① 第一届全国卫生会议筹备委员会：《鼠疫》，1950年内部出版，第2页。
② 《江西鼠疫流行及防治概况》，《江西卫生》1950年创刊号。

生鼠疫患者 553 人，死亡 252 人。1951 年福建全省发生鼠疫，患者 300 人，死亡 119 人，死亡率 36.67%；1952 年发生鼠疫患者 290 人，死亡 36 人，死亡率为 12.41%。1953 年以后，福建再未出现鼠疫流行。1950 年至 1959 年 10 年间，青海省共有 18 个县发生鼠疫 65 次，共发生鼠疫患者 382 人，死亡 338 人。新疆、西藏两个自治区在新中国成立后也有多次鼠疫发生并流行。[①]

（二）血吸虫病的广泛流行

血吸虫病是一种在我国流行历史久远、危害甚烈的寄生虫传染病。这一曾被毛泽东称为"瘟神"的疫病在新中国成立初期的流行更加猖獗。新中国成立后，党和政府动员各方面力量对血吸虫病流行情况展开了普查，确定江苏、浙江、湖南、湖北、安徽、江西等 12 个省区的 350 个县、市流行血吸虫病，其中患病人数约 1000 多万人，受感染威胁的人口达 1 亿以上。据典型调查，在病人中约有 40% 已经有了症状，约有 5% 到 10% 是晚期病人。[②] 在疫情严重的地区，人口感染率达 60%—70%，有的村庄高达 90% 以上。[③]

20 世纪 50 年代初期，安徽血吸虫病患有 40 多万，居民感

---

① 阮步蟾：《鼠疫概要》，新医书局 1951 年版，第 4 页。

② 周恩来：《国务院关于消灭血吸虫病的指示》，《中华人民共和国国务院公报》1957 年第 18 期。

③ 郑岗等：《新中国预防医学历史经验》（第 3 卷），人民卫生出版社 1988 年版，第 243 页。

染率高者达 80% 以上，一般为 20%—30%，全省约有 1000 万人受到威胁；[①] 浙江省是血吸虫病流行的重灾区，据当时调查，全省有 54 个县市，648 个乡镇流行血吸虫病，病人约 171 人，钉螺面积达 1.3 亿平方米；[②] 上海市 1950 年开展的流行病学调查发现，9 个郊区县中有 5 个流行血吸虫病，1956—1958 年的调查显示，各流行区 3 岁以上居民粪检平均阳性率均在 20.5%；[③] 湖北省据 1951 年调查，黄陂县第 11、12 村共 12 个湾子，粪检阳性率均在 65% 以上，有 3 个湾子达 100%，1956 年全省平均感染率为 15.43%，其中 20% 以上的有 8 个县市。[④] 其他流行区省市的情况也比较严重，像江苏省高邮县，1950 年春季发生了一起震惊全国的血吸虫病感染事件，上滩 5250 余人中一次性急性感染 4019 人，先后死去了 1335 人，死绝户 45 人，遗弃孤儿 91 人，造成了运河西堤陈尸 18 里的惨状。[⑤] 血吸虫病的肆虐，严重威胁了劳动人民的身心健康。因此，新中国的血防任务异常艰苦。

（三）其他重大疫病的流行

除了鼠疫、血吸虫病外，天花、霍乱、伤寒、麻风等传染病

---

① 安徽省卫生志编纂委员会：《安徽血吸虫病防治志》，黄山书社 1990 年版，第 1 页。

② 庄炳瑾：《浙江省血吸虫病防治史》，上海科学技术出版社 1992 年版，第 30 页。

③ 上海通志馆：《上海防疫史鉴》，上海科学普及出版社 2003 年版，第 31 页。

④ 湖北省地方志编纂委员会：《湖北省志·卫生》（上），湖北人民出版社 2000 年版，第 368 页。

⑤ 《中国地方病防治四十年》，中国环境科学出版社 1990 年版，第 186 页。

在新中国成立后都有过流行。如天花的传染，据统计，1950 年全国天花患者达 43286 人，1954 年尚有 13 个省发生了病例，发病人数达 847 人。[1] 据 1950 年湖南省岳阳的调查，该市 13.6% 的人患过天花；新中国成立的初期，新疆维吾尔自治区的天花患者竟占全区人中的 70%—90%。[2]

伤寒是由伤寒杆菌引起的急性肠道传染病，属于国家法定的乙类传染病。新中国成立初期，伤寒曾在我国多个省市流行。如河北省的伤寒发病率从 1955 年开始悄然增长，到 1957 年，全省发病人数上升到了 3086 例，特别是到了 1958 年人民公社化运动和"大跃进"开始后，河北省的伤寒病发病率大幅地增长，截至 1958 年 12 月，共发病 48626 例，死亡 1439 例。其中最为严重的是天津专区，到 1958 年 11 月初，全专区 30 个县市 2291 个村有伤寒流行，发病人数达 15234 人。河北省安国县一个公社就有伤寒病人 100 余人，安国一中有患者 243 人，安国二中也发病 150 余人。[3]

新中国成立初期，我国结核病的患病率高达 4%，麻风病患病人数不下 50 万人。疟疾流行于我国 25 个省市的 1829 个县市；丝虫病流行在我国的 14 个省市的 734 个县市；钩虫病流行

---

[1] 章以浩：《当代中国的卫生事业》（上），中国社会科学出版社 1986 年版，第 306 页。

[2] 《新疆已基本控制天花的流行》，《新华社新闻稿》1957 年第 2477 期。

[3] 河北省爱国卫生运动委员会、河北省卫生防疫站：《关于 1958 年河北省伤寒、副伤寒流行情况的报告》（1959 年 8 月 30 日），河北省档案馆藏，档案号：1027—2—512。

在我国的 18 个省市的 1359 个县市；黑热病流行在我国长江以北 13 个省市的 685 个县市。[①] 除了以上这些疫病外，地方性甲状腺肿流行于 28 个省区市的 1464 个县，受威胁的人口达 27801 人之多。[②] 在黑龙江、吉林、内蒙古、河北的克山病疫区，克山病死亡率极高，对当地人民而言也是一个极大的威胁。[③]

以上疫病的流行，严重地威胁着广大人民群众的健康，使无数的人丧失了劳动力，甚至失去了生命。严重地影响了生产的发展和生活的改善，使疫区出现了人口减少、生产下降的现象。

（四）新中国成立之初疫病流行的原因

新中国成立之初疫病的流行，除了旧社会大量疫病的残留、疫病本身所具有的传染性之外，还主要有以下几个方面的原因：一是新中国成立初期的医疗条件很差，卫生工作队伍和机构以及药品、器械供应情况不足，不足以应对猖獗的疫病流行；二是广大民众生活环境和卫生条件状况较差，蚊蝇跳蚤滋生，恶劣的卫生条件为疫病的流行提供了温床；三是各地群众迷信现象普遍存在。新中国成立初期，在人民群众中，特别是在广大的农村地区和山区有对各种病害听天由命的思想，以及巫医神汉造谣生事的问题，这使得新中国成立初期党和国家的卫生防疫工作还面临着

[①] 钱信忠：《乘胜前进，加速消灭五大寄生虫病》，《人民保健》1959 年第 5 号。

[②] 《当代中国的卫生事业》（上），中国社会科学出版社 1986 年版，第 2 页。

[③] 于维汉：《克山病》，《大众医学》1959 年 8 月号。

必须与封建迷信观念作坚决斗争的形势。

二、将防治疫病作为重大的政治任务

新中国成立初期的疫病流行，引起了党和政府的高度重视。在新中国成立之初，党中央就把卫生、防疫和一般医疗工作看作是一项重大的政治任务，并加强领导，积极发动群众，深入进行宣传，努力将这项工作做好。在疫情防治上主要贯彻了"面向工农，预防为主，团结中西医，卫生工作与群众运动相结合"的方针原则。

（一）建立从中央到地方的防疫机构

为了有效地开展防疫工作，1949 年 9 月第一届政治协商会议全体会议通过的《中华人民共和国中央人民政府组织法》第 18 条规定：在政务院下设立卫生部，受文化教育委员会指导。同年 11 月 1 日，中央人民政府卫生部正式成立，李德全为首任卫生部长。12 月，在华东、中南、西北、西南四个大行政区军政委员会和东北、华北人民政府也陆续设立了主管卫生工作的卫生部。1950 年 3 月，卫生部便成立了中央防疫总队，下设 6 个大队，共有 438 名工作人员。中央防疫总队在经过一个短期的政治学习与技术学习后，即前往河北省的宁河、宝坻，天津的潮白河施工区，皖北的泗县、泗洪、五河，苏北的淮阴、沭阳，平原省的梁山、南旺二县重灾区，黄泛区的西华、扶沟、淮阳、尉氏等地，结合当地的情况开展鼠疫、霍乱、天花等病疫的卫生防疫工作。在防治疫病过程中，逐步建立起卫生防疫站及急慢性传染病、寄生虫病、地方病等卫生防疫专业机构，以承担起预防疾病的重要任务，重点做好严重危害人民健康的疾病的防治工作。

1. 建立各级卫生防疫站

早在解放前，参照苏联的经验和做法，解放区已组建了各种形式的防疫大队。1949年，东北中长铁路管理局首先建立了卫生防疫站。1950年7月，为了保护旅客及铁路职工和家属的健康安全，中央人民政府铁道部通令全国各铁路在沿线主要大车站设置卫生防疫站，以加强管区内急、慢性传染疫病的预防扑灭和交通检疫等事项。最初设立卫生防疫站的火车站点有北京、天津、张家口、太原、石家庄、郑州、长安、汉口、济南、徐州、上海、南京、杭州、株洲、柳州、广州等16处。1952年，参照铁路部门的有关经验，东北地区部分省、市首先建立了卫生防疫站，东北行政区亦建立了卫生防疫总站。到1952年底，全国已建立卫生防疫站147个，各防疫站共有公共卫生医师532人，占全国医师总数的1%。

1953年1月16日，政务院第167次政务会议听取并批准了卫生部贺诚副部长关于卫生行政会议的报告，决定在全国范围内建立卫生防疫站。同年，卫生部召开第一届卫生防疫站工作会议，讨论研究贯彻执行政务院的决定。此后，全国各省、自治区、直辖市在原防疫大队、专业防治队等基础上，自上而下地建起了省、地（市）、县各级卫生防疫站和专业防治所、站，建立了防疫专业队伍。到 1956 年年底，全国 29 个省、自治区、直辖市及其所属地（市、州）、县（旗），除有些少数民族和边远地区外，都建立了卫生防疫站。1953 年 12 月，第三届全国卫生会议总结了新中国成立以来卫生工作的成绩、经验和教训，要求更加努力地培养卫生工作干部，坚持不懈地把爱国卫生运动和预防流行性疾病的工作开展下去。

1954 年 2 月，中央人民政府政务院第三届全国卫生行政会议明确，为了加强工业卫生监督，应逐步建立国家的卫生监督制度。6 月，鉴于各省、自治区、直辖市建立卫生防疫站，卫生部报经中央人民政府政务院文化教育委员会批准，撤销中央防疫总队。1954 年 10 月，卫生部颁布《卫生防疫站暂行办法和各级卫生防疫站组织编制规定》，明确各级卫生防疫站的任务是预防性和经常性卫生监督与传染病管理，工作内容拓展到环境卫生、食品卫生、学校卫生、放射卫生以及传染病控制等领域。

几十年来，卫生防疫站已由新中国成立初期的零散分布发展为从中央到基层的专业卫生防疫系统，形成了一支技术过硬的卫生防疫专业队伍，在与各个历史时期的疫病抗争中经受住了考验。进入 21 世纪，卫生防疫站更名为疾病预防控制中心，同时原来卫生防疫站的一部分功能分出来形成卫生监督所。

2. 设立专业性的疫病防治机构

除了组建各级卫生防疫机构，专门从事卫生防疫工作外，在中央的领导下，为了防治一些频繁暴发、危害很大的重大疫病，各地还建立了专业性的疫病防治站所，其中影响最大的是鼠疫防治站和血吸虫病防治所。

①鼠疫防治站

从 1950 年开始，中央人民政府积极在东北、内蒙古、察哈尔、福建、浙江、江西、广东、云南等 8 个鼠疫流行中心地区，均设立了专业性的鼠疫防治站，发动群众大量捕鼠灭蚤防治疫病。1949 年和 1950 年仅东北和内蒙古两地就捕鼠 5000 万只，并开展了大规模的防疫运动，在东北、内蒙古、察哈尔等鼠疫流行区首先控制了鼠疫的流行。东北人民政府卫生部所属防疫总队在新中国成立初期的鼠疫防治中起到了很好的组织与领导作用。该防疫队从 1949 年至 1951 年的 3 年间共有工作人员 1443 人，各大省、市防疫队 9 个，工作人员 1618 人。东北人民政府卫生部还设有省级鼠疫防治站 5 个，工作人员 720 人，县级鼠疫防治所 24 个，工作人员 710 人。在新中国成立初期东北地区的鼠疫防治中，吉林省的鼠疫防治机构和组织最为完善。该省在新中国成立之初就正式成立了省一级的鼠疫防治站，各疫区县也成立了鼠疫防治所（队）。从当时吉林省的基层鼠疫防治机构与组织来看，1950—1952 年 3 年时间吉林省鼠疫防治站及县旗鼠疫防治所的工作人员从 195 人增加到了 447 人，其人员构成包括家庭妇女、民兵、医生、教员、学生等，都是当时基层防疫队的基本防疫力量。黑龙江省、辽西省等也相继建立了鼠疫防治站。1954年东北大行政区撤销时，黑龙江省和辽西省的鼠疫防治站统一并入吉林省站内，改称为吉林鼠疫防治所，下设防疫、流行病、细菌检验、宣传教育及秘书等 5 科，疫区 18 个市县各设鼠疫防治站一处，负责疫区内的鼠疫防治。

1950 年 7 月 6 日，华东区、中南区鼠疫联合防治会议决定成立华东、中南区鼠疫防治处、闽浙赣三省各设鼠疫防治分处，并根据实际需要决定在闽浙赣三省设防疫站若干处，其地点包括福建闽侯、建阳、晋江、龙岩、龙溪；浙江衢县、温州、庆元；江西南昌、南城等地，具体负责各地的鼠疫防治工作。从 1953年开始，西北、西南各省区先后判断新的疫源地以后，有关省、自治区和重点地区（州）也先后成立了鼠疫防治研究所或以鼠疫防治为重点的地方病防治研究所。1954 年，长春鼠疫防治研究所成立，并逐步成为全国鼠疫防治研究所和培训中心。这在当时对控制各地的鼠疫流行，积极开展鼠疫的防控，发挥了积极的作用。

②血吸虫病防治所

1949 年 4 月至 1950 年，中国人民解放军三野某部在渡江战役和水上练兵时，大批指战员感染了血吸虫病。这使党中央认识到，组建相应的组织机构来防控血吸虫病迫在眉睫。1949 年 12 月，华东军政委员会便指示成立了上海市郊区血吸虫病防治委员会。这一血防领导机构的成立，充分发挥了血吸虫病防控的作用。第九兵团司令员宋时轮任该委员会主任，在委员会下设若干防治大队，从南京和上海各大医院、医学院抽调了 2000 多名医务工作者和学生组成医疗队，抢治了数以万计的患者，实现了不同地区、不同行业军民资源的整合。①

在血吸虫病的防治上，中央和大区层面还成立了专业的血吸虫病防治组织和科研组织。1950 年 6 月，华东军政委员会在苏南设立了血吸虫病防治总所，在皖南及浙江各设分所，隶属华东军政委员会卫生部领导。这是新中国成立后，党领导所组建的第一批血吸虫病专业防治组织。皖南血吸虫病防治所筹建于 1950 年 8 月，华东军政委员卫生部委托皖南行署卫生局具体负责，供给、业务和经费都由华东军政委员会卫生部拨给，人员主要从南京的金陵大学农学院和华东区防疫大队、皖南行署卫生局所属医院抽调和招聘。到 1951 年底，全所共有 36 人，所名由皖南血防所改为安徽省皖南血防所，同年 7 月又改为安徽省第一血防所。浙江的血防分所是华东军政委员会在整合浙江省地方病防治所等机构的基础上成立的。1950 年 8 月，华东军政委员会指示在嘉兴设

---

① 郑岗等：《新中国预防医学历史经验》（第 3 卷），人民卫生出版社 1988 年版，第 249 页。

立浙西血吸虫病防治所，在衢州设立浙东血吸虫病防治所。1952年 5 月，又成立绍兴地区血吸虫病防治所，同时把浙西血防所改为嘉兴地区血防所，把浙东血防所改为衢州地区血防所。1952—1953 年，嘉兴、嘉善等县又先后设立血吸虫病防治站。到 1955年 8 月，党和政府在血吸虫病流行区先后建立了 16 个防治所、78 个防治站、420 个防治小组。此外，这一时期还成立了专门的血防科研组织——华东血吸虫病研究委员会，除指导流行区开展血防科研外，还组织编写防治手册，配合开展血防卫生宣传。

1955 年，毛泽东了解到血吸虫病对百姓的长期困扰，在杭州召开的中央会议上，发出了"一定要将血吸虫病消灭"的号召。会议根据毛泽东的提议，成立了中共中央防治血吸虫病领导小组（也称为中央血防领导小组），统一领导全国的血防工作。除了中央血防领导小组外，1957 年 7 月，中央在上海成立了卫生部血吸虫病防治局，与中央血防小组办公室合署办公，以加强中央各血防机构之间的协调与配合。中央血防领导机构建立后，地方的省、市、县、乡各级党委都建立了各级血防领导小组，各级政府也先后成立了各级防治委员会。乡以下的大队和生产队，也都派专人负责。这些血防领导机构，将血防工作提到了各类疾病防治工作的首位，按照 7 年基本消灭血吸虫病的方针，整合各方面的资源，成立了一大批专业防治组织。到 1957 年 8 月止，全国建立了 19 个防治所，236 个防治站，

1346 个防治组。① 如江苏省到 1957 年，全省已经拥有各级血吸虫病防治所、站 47 个，防治组 182 个，各级专业防治人员 2377人。② 到 1958 年，安徽全省建成了 37 个血防站和 198 个中心防治组，拥有 2800 名防治人员，1200 多张病床和医疗设备，基本查明了 36 个县、市血吸虫病的流行情况。③

1958 年，全国各级政府对血吸虫防治继续投入大量经费，血防经费在卫生事业费中比重不断增加，实现了检查血吸虫病一律免费，治疗血吸虫病的医药费根据情况采取"收、减、免"的政策，由国家免费拨给治疗药物和灭螺药物，对于烈军属及贫困农民、学生等患者，治病所需经费亦全免。与此同时，随着农村实行农业集体化，除国家、政府拨给补助款及治疗药品外，对于困难户，集体在公益金中给予补助。到 1958 年 11 月止，全国12 个省、自治区、直辖市流行近百年的血吸虫病，已在半数以上的流行区基本消灭。

（二）开展积极有效的卫生防疫宣传

对于新中国所面临的严重卫生防疫形势，毛泽东指出：必须

---

① 《卫生部进一步加强业务领导三百多个县市防治血吸虫病》，《人民日报》1957 年 8 月
   21 日。
② 张义芳、高淑芳主编：《中国地方病防治四十年》，中国环境科学出版社 1990 年版，
   第 188 页。
③ 张义芳、高淑芳主编：《中国地方病防治四十年》，中国环境科学出版社 1990 年版，
   第 226 页。

教育干部，使他们懂得，就现状来说，每年全国人民因为缺乏卫生常识和卫生工作不足，引起的疾病和死亡所受人力畜力和经济上的损失，可能超过每年全国人民所受水旱风虫各项灾荒所受的损失，因此至少要将卫生工作和各项救灾防灾工作同等看待，而决不应该轻视卫生工作。①

从新中国成立伊始，党中央和中央人民政府就把卫生防疫宣传教育放在十分重要的位置，宣传党和政府为人民群众服务的卫生工作的宗旨和方针；宣传马克思主义的唯物主义思想，帮助群众解放思想，破除迷信，相信科学。重点是普及群众自身卫生水平，通过基本卫生常识的宣传与教育，达到增进群众健康的效果。在宣传教育的形式上，新中国成立初期的各级政府主要利用报纸、书刊等大众传媒手段进行宣传。如1949年东北人民政府卫生部编写了《防疫宣传大纲》《可怕的鼠疫》《鼠疫的宣传漫画》等，帮助基层干部和人民群众了解疫情、破除迷信、树立科学的防疫方法，战胜鼠疫等传染病。东北人民政府卫生部还在1950年先后成立了东北电化教育所和东北医学图书出版社，积极向群众播放卫生宣传电影，印刷卫生宣传书报，提高了人民的卫生常识。北京市政府在1951年春季大扫除运动前夕，由各区的卫生委员会组织宣教队，向群众介绍清洁大扫除运动的意义，并以各

---

① 《毛泽东为中共中央起草的关于加强卫生防疫和医疗工作的指示》，《党的文献》2003年第5期。

报社、电台、电教队、文化馆等媒介分别进行宣传。1952 年北京市更进一步地深入进行卫生防疫宣传工作，每 20 个老百姓发给一本卫生常识书，受到了老百姓的欢迎。

在卫生防疫的宣传教育活动中，各级政府直接走到了群众中间，开展讲演会、座谈会、干部会等，对广大群众进行面对面的宣传教育。1950 年，上海市在卫生宣传教育中与文艺界结合，主要形式包括街头艺人、江淮剧、话剧、学校宣传队和腰鼓队等。1956 年广东省佛冈县卫生防疫站直接领导"粤剧卫生宣传队"下乡演出 15 场，观众 10000 人次以上，所到之地都普遍受到了群众的热烈欢迎。山东省的卫生宣教人员还建立了宣教网，推广幻灯放映，所办卫生展览会也由城市深入农村。一些地方的医务工作者也对卫生防疫的宣传工作表现了极高的热情，主动深入民间，支持中央人民政府的卫生宣传工作。例如苏州市卫生防疫站俞平伯医师自 1951 年至 1956 年共作了 565 次卫生宣传，大连医学院吴襄教授进行通俗演讲 70 多次，并编写了两种通俗医学知识读物，共出版了 6 万册。[①] 这对于加强中央人民政府的卫生防疫力量，提高当地民众的鼠疫预防知识和水平，效果十分明显。

（三）实行现代防疫措施

1949 年后，中国共产党和各级政府开始抛弃以前传统的治

---

① 《改进与加强卫生宣传工作》，《中华卫生杂志》1957 年第 1 号。

疗和防疫办法，实行新的现代防疫措施。

1.实行以预防为主的方针，加强预防注射，提高免疫率。

新中国成立初期，疫病流行造成的死亡率很高，在当时鼠疫、天花等急慢性疫病很难迅速治愈的情况下，预防接种和预防注射是比较好的方法。中央三令五申，对于为害最大而预防简单的疫病如天花要加强预防接种，对其他疫病如伤寒、鼠疫、霍乱等则要加强预防注射。中央人民政府卫生部于1950年10月15日颁布《种痘暂行办法》，规定凡中华人民共和国境内之居民，不分国籍，均须种痘。婴儿应于出生后6个月内种痘一次，届满6足岁、12岁及18足岁时应各复种一次。从未种痘者或逾规定之年龄而未复种者，应补种一次。凡天花流行区域或其邻接区域，所有居民均要种痘。[1] 同时，政务院在《关于发动秋季种痘运动的指示》中，明确指出种痘应一律免费，不得向受种人收取任何费用。痘苗、人工、卫生材料等费，均应由各级政府负担。到1950年11月，全国有4000万人种牛痘，约占全国人口的十二分之一；[2] 到1951年10月，全国已有2亿人接种牛痘，北京、旅大、广州等地自1950年5月就未再发生过天花的流行。[3]

---

[1]　《种痘暂行办法》，《人民日报》1950年10月16日。

[2]　《中央人民政府政务院关于发动秋季种痘运动的指示》，《山东卫生》1950年第1卷第1期。

[3]　李德全：《为进一步提高人民健康水平而奋斗》，《人民日报》1951年10月29日。

新中国成立之初，由于鼠疫流行造成的病死率很高，在当时鼠疫很难迅速治愈的情况下，预防注射是比较好的方法。在中央政府的部署下，东北、察蒙等鼠疫流行区，除了发动群众进行捕鼠灭蚤外，还进行预防注射，基本上控制了察蒙等地区的鼠疫，减少了东北等地区的鼠疫发病率。东北地区鼠疫菌苗预防注射在新中国成立之前就已经广泛常用，只不过当时预防注射多使用死菌疫苗，每年注射两次，虽局部与全身反应较轻，但是很不便利，且免疫效果较低。新中国成立以后，东北地区开始广泛采用国产的生菌疫苗，其预防注射日期一般是每年的5月初至5月中旬前后，范围以历年的疫区、村及附近村等，其他交通四达、人口密集的区、村也要实施。1950年以前发生过鼠疫的村、屯及疫区要道或重镇普遍进行鼠疫生菌注射。1950年全年共注射139944人，占注射区人口的55.3%。这一预防注射办法和范围至1951年，仅限于东北地区历史疫区居民。1952年根据反细菌战的要求，疫区县（市）全面进行预防注射，接受注射人数也在逐年扩大。其中吉林省1951年共计进行鼠疫预防注射48万人，1952年注射278万人，增长550%。黑龙江省哈尔滨疫区从1950年至1959年共预防注射48万人次，泰来疫区从1952年至1959年共预防注射55万人次。预防注射的效果非常好，据1953年专家对5个鼠疫流行村、屯进行效果调查，发现在当地注射的329人中仅有3人发病，发病率仅为0.91%，基本上达到了短期内即控制鼠疫流行的目的。[①]

　　在鼠疫易于发生的福建、浙江两省，华东军政委员会卫生部分别设立了鼠疫防治所和 10 个防治站，并训练了 496 名鼠疫防疫人员，1951 年福建省有重点地完成了 200 万人的鼠疫预防注射。1952 年，北京地区完成了 46 万人的鼠疫预防注射。天津、河北、山东、华东、中南、华南等地也进行了重点注射。新中国成立初期，全国规模的鼠疫预防注射取得了很大的成绩。1950 年内蒙古、东北、察蒙地区基本上控制了鼠疫的流行，内蒙古 1950 年全年发病数只有 22 人。1951 年 1—6 月，全国鼠疫发病人数仅为同时期发病人数的 22.7%，南方的福建、广东、云南三个鼠疫地区的发病人数大为减少，而浙江、江西的疫区 1951 年也未发生鼠疫流行，察蒙已两年未发生鼠疫，1951 年全国鼠疫病人病死率也由 1950 年的 36.7% 减少到 26%。[②]1952 年以后，全国范围内的鼠疫发生率和病死率都得到了很好的控制。

　　2. 建立严格的疫情报告制度

　　疫情发生后，只有早报告，才能早隔离与治疗，有效地阻止疫情的蔓延。1950 年东北人民政府卫生部发布了《关于疫情报告及通报办法的规定》，对疫情发生后的日报、旬报、月报

---

① 中共中央地方病防治领导小组办公室：《中国鼠疫及其防治：1950—1980》，1981 年内部出版，第 198—251 页。
② 李德全：《全国防疫工作的成就》，《新华月报》1952 年第 1 期。

以及疫区疫情的电报、电话和书面报告等作出了具体的规定。1950 年 11 月 25 日，北京市颁布了《传染病预防及处理办法》，规定霍乱、鼠疫、天花，发现后应立即报告，至迟不超过 12 小时；白喉、猩红热、斑疹伤寒、流行性脑脊髓膜炎发现后应于 24 小时内报告；痢疾、伤寒（副伤寒）、回归热、黑热病、麻疹，应于临床诊断后 48 小时内报告。1950 年 7 月，华东区、中南区的闽浙赣三省首先制定了《鼠疫区各县市疫情报告暂行办法》，规定三省各专署市县主管机关（检疫站、专署卫生科、市卫生局、县卫生院）应与当地民众加强联系，如发现鼠疫病例，应迅速向当地卫生机关报告；各县市（或检疫站）发生鼠疫，应于 12 小时内，以电报径行报告卫生厅及防治处，并电告邻县市卫生主管机关；卫生防治处收到各县市报告站鼠疫疫情报告时，应于 12 小时内报告中央卫生部和华东、中南区卫生部及毗邻省市卫生厅处局；各县市（或检疫站）还应有旬报、月报等上报上级卫生主管机关等。华东地区还详细地规定了关于疫情报告的奖惩办法，对迟误报告或未行报告者，应予以劝告，劝告无效可以处以相当之罚金或劳役；对于依规报告从未遗漏者，得呈请当地政府予以嘉奖，奖励办法可依各方面有关法规规定之。

1951 年，东北人民政府卫生部防疫处鼠疫防治院又特别制定了鼠疫疫情报告制度，规定：当发生鼠疫患者、疑似患者或保菌鼠时,患者家属、邻居或闾组长,须于 3 小时以内报告给屯卫生员;街、村须于 4 小时内报告至区,路程较远者最长时间不得超过 8 小时;区得到疫情后,应立即向市、县、旗报告,最长时间不得超过 24 小时;市、县、旗得到疫情后,须立即向省报告,最长时间不得超过 48 小时;省、直辖市得到疫情报告后,须即以电报或电话报告东北人民政府卫生部防疫处等,共计十三条。黑龙江省人民政府也于 1951 年 8 月发布了布告,要求黑龙江省各地严格遵守早期发现、早期报告的制度,防止疫情的扩大与蔓延。1955 年 7 月 5 日,经国务院批准,卫生部颁布《传染病管理办法》,规定发现鼠疫等甲类传染病,在城市最迟不超过 12 小时,在农村最迟不超过 24 小时,发现流行性乙型脑炎等乙类传染病,在城市不超过 24 小时,在农村不超过 3 日,应立即向卫生防疫机构作传染病报告。疫情报告制度的建立,对于及时发现疫情,制止疫情的蔓延,有着重要的作用。如新中国成立后,东北疫区鼠疫发病 1—2 日报告占 51%—52%,对于疫情防控起了关键的作用。

3. 实行快速有效的疫区处理

对于突发性的急性传染病如鼠疫、霍乱等,快速有效的疫区处理是防止疫病扩散和蔓延流行的关键。新中国成立初期,东北人民政府卫生部所属鼠疫防治院在处理鼠疫疫情时积累了丰富的疫区处理经验。其在疫区处理上的重要守则是:防疫人员在接到疫情报告后，2小时内必须出发，到达发现地后，迅速建立小隔离圈（以发生患者之庭院为单位）、大隔离圈（以农村村屯为单位，城镇以组或街为单位）、封锁圈（由各屯为中心，在5公里半径内之地区），分别严格隔离患者和封锁疫区9天、12天、18天；防疫人员到过疫区后一般3天内完成各项群众性预防工作，而后挖好鼠沟，进行预防注射的工作，并及时将初发疫屯之感染情况上报上级卫生防疫机构。不仅如此，为了照顾农业生产，东北各地普遍采取了封锁小隔离圈制，即将发生鼠疫之各地住户或附近若干户严格封锁，村内其他劳动者在由村屯其他干部或防疫人员组织和监视下，或进行防疫工作或下地生产；在发生疫情后，各村屯应及时通知临近村屯在交通路口站岗放哨，严格检查行人，禁止来自疫区村民通行，并在疫区车站、交通路口进行检查旅客身体健康、注射证及路条等工作。由于东北疫区处理的成功经验，1950年2月中央人民政府卫生部、军委卫生部要求春季已有鼠疫流行可能的东南各省"在发生疫病地区，主要尤应执行就地隔离病人，封锁疫村"① 等。1950年11月25日，北京市颁布了《传染病预防及处理暂行办法》，规定发现鼠疫等患者时，应及时送入传染病医院或公共卫生局洽定或指定之公私立医院收容治疗并强制实施隔

---

① 《中央人民政府卫生部军委卫生部关于开展军民春季防疫工作给各级人民政府及部队的指示》，《皖北医声》1950年第2期。

离之措施。在实行防疫实践中，东北的疫区处理无疑是一个成功的范本。1949 年 11 月，察北鼠疫发生后，也曾设三道防线层层封锁，实施严格的疫区处理办法，对防止鼠疫的传播起了极大的作用。1955 年，内蒙古自治区在 45 处鼠疫疫区处理问题上基本上是参照了东北疫区处理程序进行，都迅速地扑灭了疫情。

4. 开展全国性的爱国卫生运动

开展全国性的爱国卫生运动，是新中国卫生防疫工作的伟大创举，反映了我国卫生防疫工作的鲜明特色。对于预防、减少以至消灭疫病起了十分重要的作用。早在第二次国内革命战争时期，党就把组织军民开展群众卫生运动，搞好卫生防疫工作，当作关系革命成败的一件大事来抓。1933 年，毛泽东同志在《长冈乡调查》一文中指出："疾病是苏区中一大仇敌，因为它减弱我们的革命力量。如长冈乡一样，发动广大群众的卫生运动，减少疾病以至消灭疾病，是每个乡苏维埃的责任"。[①]1949 年新中国成立后，党贯彻预防为主的卫生工作方针，继续开展群众性卫生运动。北京市在解放之初就成立了由党政军工农学商各界组成的清洁运动委员会，颁布了《北平市清洁运动委员会清除垃圾工作实施大纲》，其工作目标是清除各宅巷积存垃圾以维护公共卫生；扫除街道零星垃圾以保持整齐清洁；运除积存场所垃圾以整

---

① 《毛泽东文集》第一卷，人民出版社 1993 年版，第 310 页。

顿市容观瞻；消纳垃圾以提倡废物利用。1949 年 10 月 29 日，北京市又成立了防疫委员会，先后颁布了《鼠疫预防暂行办法》《捕鼠灭蚤运动实施计划》《清洁运动实施计划》等。1951 年春天以后，北京又依据《北京市街道清洁管理暂行办法》《北京市冬季动员处理积雪办法》等，多次开展清洁大扫除，预防疫病，保障市民的健康。在东北，沈阳、长春、哈尔滨等地，则以捕鼠灭蚤为中心开展了大规模的清洁运动。上海、武汉、广州等地也都进行了类似的群众性的清除垃圾、疏通沟渠、填平污水坑、扑灭鼠蚤蚊蝇等工作。

　　1950 年 6 月 25 日，朝鲜战争爆发。美国飞机越过鸭绿江侵入我国辽东半岛的领空，对吉林、丹东进行轰炸，在辽东地区竟然违反国际法投掷细菌弹。[1]1952 年春，美帝国主义在侵朝战争中，对朝鲜和我国发动了细菌战争。在保家卫国的浪潮中，推动了群众性卫生防疫运动的深入发展。人民群众把这项伟大的运动称为"爱国卫生运动"。党中央肯定了这个名称并指示各级领导机构，以后统称为"爱国卫生运动委员会"。在此同时，把"卫生工作与群众性卫生运动相结合"定为卫生工作的一项原则。毛泽东号召：动员起来，讲究卫生，减少疾病，提高健康水平，粉碎敌人的细菌战争。从此，爱国卫生运动逐渐转为一项经常性

---

① 阎明复：《阎明复回忆录》（一），人民出版社 2015 年版，第 155 页。

的工作，成为人民群众生产、生活活动中的一个重要内容。1954
年 2 月，政务院下发《关于改变爱国卫生运动委员会组织机构及
其领导关系问题的通知》，决定由习仲勋担任中央爱国运动委员
会主任委员一职，各级爱国卫生运动委员会的工作由卫生部门通
归各级人民政府领导。爱国卫生运动不仅受到全国上下的一致拥
护和参与，而且受到国际上的赞誉。

新中国成立之初，广泛开展的爱国卫生运动取得了巨大成
果，虽然未能彻底消灭所有传染病在我国的传播，但实施的各
项措施极大减少了各种传染病在我国的传播，促进了我国公众
卫生健康水平的提升。爱国卫生运动伊始的首要动作就是各地
方政府将垃圾和粪便清理收归市政，组织多支队伍清理垃圾和
粪便，修建厕所，填平污水沟。1952 年仅山东、河北两省就清
除垃圾粪便超 180 万吨，填平污水坑 4000 余万立方米，修下水
道 33000 余公里，疏通沟渠 28 万余公里，新建与改良水井 130
余万口。

1955 年 12 月，中央爱国卫生运动委员会把爱国卫生运动和
预防保健的基本任务概括为"除四害""基本上消灭若干种危害
人民和牲畜最严重的疾病"。1956 年 1 月，毛泽东主持制定的《全
国农业发展纲要（修正草案）》明确指出：要积极开展群众性的
经常性的爱国卫生运动，养成人人讲卫生、家家爱清洁的良好习
惯。1956 年 1 月 12 日，《人民日报》发表了"除四害"的社论，

号召全国人民行动起来消灭老鼠、麻雀、苍蝇、蚊子。① 利用广播、街头宣传队、黑板报、标语等各种形式进行宣传鼓动，全国上下展开了"除四害"运动。"除四害"作为全国卫生运动的重要内容，家家户户都备有苍蝇拍、老鼠夹。学校、单位都开展各种卫生竞赛。消灭苍蝇、蚊子主要是通过打扫环境卫生、疏通沟渠、扫除垃圾和积水以减少滋生地。从农村到城市、从机关到厂矿都投入到了这场运动之中，全国的卫生环境都有了很大的改观。1958 年 1 月 3 日，毛泽东亲自起草了《中央关于在全国开展以除四害为中心的爱国卫生运动的通知》，明确强调"今冬除四害布置，城市一定要到达每一条街道，每一个工厂、商店、机关、学校和每一户人家，乡村一定要到达每一个合作社、每一个耕作队和每一户人家"②。毛泽东于 1 月上旬亲自检查杭州市小营巷的卫生情况。1 月 29 日，中共福建省委就关于开展以"除四害"为中心的爱国卫生运动情况给中央、国务院进行报告。通过举行百万人参加收听的"除四害"广播动员大会等活动，总结出培养先进典型，组织观摩，推动运动前进等体会，这份报告得到毛泽东的亲自批示，认为可以发表、广播。③ 此后，各地方报刊、广播等涌现出一大批宣传爱国卫生运动的稿件，为爱国卫生运动的

---

① 《除四害》，《人民日报》1956 年 1 月 12 日。
② 《建国以来毛泽东文稿》第 7 册，中央文献出版社 1992 年版，第 4 页。
③ 《建国以来毛泽东文稿》第 7 册，中央文献出版社 1992 年版，第 104 页。

开展提供了良好的舆论环境。许多城市和地方的党政负责人都亲自向群众作宣传，亲自动手"除四害"。截至 1958 年 11 月上旬的不完全统计，全国已消灭老鼠 18.8 亿余只，消灭麻雀 19.6 亿余只（自 1960 年起，麻雀从"四害"名单中被移出，臭虫被列入"四害"），以及大量的蚊蝇、蛆蛹和孑孓，同时清除垃圾 295 亿吨，积肥 611 亿吨，疏通沟渠长达 165 万公里，新建和改建厕所 8500 余万个。

三、新中国成立初期防治重大疫病的成效

新中国成立初期，在党的坚强领导下，经过不懈的努力，全国的疫情防治取得了重大成就。以危害最大的鼠疫、天花、霍乱为例，1953 年发病数与 1950 年相比较，鼠疫降低了 90%，天花降低了 95%；在我国流行 100 多年的霍乱，新中国成立初期的几年时间没有发生过。到 1956 年底，鼠疫基本上得到了控制，在我国内蒙古、吉林、福建、浙江、江西等几个鼠疫频发的地区也先后停止发生。天花在全国除少数边疆地区外，已近绝迹。此外，其他一些传染病的发病率皆有明显下降，如斑疹伤寒发病率 1956 年比 1951 年下降了 89%，回归热下降了 91%，麻疹的死亡率从 1950 年的 8.6% 下降到 1956 年的 1.6%，猩红热的死亡率从 1950 年的 17.8% 下降到 1956 年的 1.65%，伤寒、疟疾等疫病所造成的死亡与损失也日益

减少。[①]到 1957 年底第一个五年计划完成时，新中国人均预期寿命已由 1949 年时的 35 岁提高到 57 岁。

20 世纪 50 年代，我国的血防工作也取得了明显成效。1959 年，卫生部长李德全在总结新中国成立以来十年的卫生工作成就时指出：血吸虫病已在 65% 的流行地区基本被消灭。[②]这一成就的取得与党对疫病的坚强领导有很大的关系，特别是党提出了"消灭血吸虫病"的人民战争打响后，广大人民群众积极参与到卫生防疫运动中来。位于江西东北部的余江县，首先在全国血防战线上树立了第一面红旗。1958 年 5 月 30 日和 6 月 30 日，《人民日报》分别以《生产大军从病魔手中解放出来——余江县根本消灭血吸虫病》和《第一面红旗》为题，报道了余江县根除血吸虫病的喜讯。正在杭州开会的毛泽东看到报道后十分高兴，即兴赋诗《送瘟神二首》，毛泽东在诗中通过新旧社会对比，讴歌了新中国在血吸虫病防治上所取得的巨大成绩。

新中国成立初期疫病防治的成功，与党中央和中央人民政府的高度重视是密不可分的。1951 年 9 月 9 日，毛泽东在加强卫生防疫和医疗工作的指示中指出："今后必须把卫生、防疫和一般医疗工作看作一项重大的政治任务，极力发展这项

---

① 崔义田：《我国第一个五年计划期间的人民卫生事业》，《医学史与保健组织》1957 年第 4 号。

② 李德全：《十年来的卫生工作》，《中医杂志》1959 年第 11 号。

工作。"①1952 年 3 月 17 日，毛泽东对有关华北疫病防治情况以及"除四害"讲卫生情况等均作出重要批示。党的其他领导人也对新中国成立初期的疫病防治给予高度的重视，周恩来兼任了中央防疫委员会主任，董必武兼任冀热察防疫委员会主任，直接领导了新中国成立初期察蒙地区的鼠疫防治工作。

第二节　重大疫病防治中出现的反复

新中国成立之初，在党的坚强领导之下，我国在疫情防治工作中取得了巨大的成就，人民群众的身体健康状况和平均寿命都得到了提升。但是从 50 年代末开始，在"左"的思想的影响下，各地的卫生防疫工作受到了一定的冲击，重大疫病的防治工作也出现了反复的情况。

一、20 世纪 60 年代初血吸虫病疫情的回升

1958 年"大跃进"运动开展后，"浮夸风"在全国各地盛行。各地血防工作竞放"卫星"，弄虚作假、强迫命令等不正之风盛行，再加上经济建设上开始进入"三年困难时期"，从中央到基层的许多血防组织被撤并，各类血防组织的运转开始陷入停滞。

---

① 《毛泽东文集》第六卷，人民出版社 1999 年版，第 176 页。

以上海市为例，1958 年 9 月 29 日，《解放日报》发表题为《一件振奋人心的大事》的社论，正式宣布上海市基本上消灭了血吸虫病。9 月 30 日，《人民日报》刊发《祝贺一省一市基本消灭血吸虫病》一文，对福建省和上海市的血防工作给予了夸大其词的报道。这种浮夸式的报道，不但成为其他省市进一步弄虚作假的催化剂，而且也给本地区的血防工作带来了消极的影响。上海市在宣布基本消灭血吸虫病后，全市血防工作受到很大的影响，防治工作的速度逐渐缓慢下来，治疗病人数和灭螺面积逐年减少，疫情徘徊，一些地方还出现了疫情的回升。① 云南的血防工作在1958 年之后，"跃进"之风也逐渐白热化，个别地方为了完成任务，对不交大便的群众不给饭吃，不准购电影票；对不愿治病的群众，则硬性将其口粮转到治疗点。② 这种"高指标"和"瞎指挥"，使此前成立的各类血防组织在撤并整合中走向萎缩。1959—1961年"三年困难"时期，由于当时的经济、政策环境影响，许多地方将卫生防疫站、专科防治所与卫生行政机构、医疗保健机构合并为所谓的"三合一""四合一"，使大批防疫机构工作停顿，人员流失，造成一些传染病回升。特别由于许多血防组织被撤并，60 年代初期我国血吸虫病的疫情出现了回升，给人民健康和工农业生产带来了不利的影响。

---

① 王希孟等：《上海消灭血吸虫病的回顾》，上海科学技术出版社 1988 年版，第 15 页。

② 张显清：《云南省血吸虫病防治史志》，云南科学技术出版社 1992 年版，第 105 页。

二、1967 年流行性脑脊髓膜炎暴发

"文革"期间，我国的卫生防疫体系及其工作遭受严重的影响。卫生防疫站及其他防疫防治机构遭到否定、取消、合并，各种卫生防疫条例、法规失去作用，卫生防疫工作几乎处于无人管理状态，疫情报告系统全面瘫痪。据 1966 年年底到 1967 年年底不完全统计，仅流行性脑脊髓炎发病累计达 300 万人以上；苏、鲁、豫、皖、鄂五省的疟疾发病人数达 2000 万左右；其他如流感、痢疾、伤寒、虫媒传染病、血吸虫病等传染病也都出现大幅度的回升。

流行性脑脊髓膜炎是脑膜炎双球菌感染所致，主要通过飞沫与接触传播，易感人群主要是青少年，尤其是 10 岁以下的儿童为甚。新中国成立以后，我国曾经暴发过 4 次流行性脑脊髓膜炎，而其中 1967 年的大暴发是传播速度最快、感染人数最多，防治难度和造成的损失最大的一次。对 1967 年的流脑大流行，全国各地当时都有报道。如安徽省报告病例有 25 万之多，约有 1 万多个孩子死于该病；江苏南京市报告全市流脑发病 13837 人，死亡 303 人，年发病率 464.59/10 万；辽宁省 1967 年流脑共发病 51931 人，死亡 3013 人；浙江省绍兴市共报告发病 29118 例，死亡 1040 例；海南省文昌县报告全县 21 个公社（镇）和 3 个国营农场共发病 643 例，死亡 57 例，病死率为 8.86％。1966—1967

年全国性流脑大流行，发病率为 403/10 万，约 300 万人感染，导致了 16 万多人死亡。

1967 年流脑大暴发和"文化大革命"中的"大串联"有密切的关系。红卫兵"大串联"导致的全国人口大规模无序流动，对社会单位结构的打倒导致防疫体系的破坏，及其带来的衣、食、住、行四方面问题，是这次流脑疫情暴发的直接诱因。1966 年，中央文革小组表态支持全国各地的学生到北京交流革命经验，也支持北京学生到各地去进行革命串联。9 月 5 日的《通知》发表后，全国性的大串联活动迅速开展起来。当时串联师生乘坐交通工具和吃饭住宿全部免费，成为"文化大革命"中很特殊的一道风景。

流脑疫情发生后，1966 年 11 月 16 日，中共中央、国务院发出通知，决定从 11 月 21 日起到次年春暖季节，一律暂停来北京和到各地进行串联。并说毛泽东支持步行串联，先进行试点，取得经验，为来年徒步大串联做好准备。12 月 1 日又发出补充通知，重申暂停乘坐交通工具进行串联，12 月 20 日以前返回原地，12 月 21 日起，不再实行免费。1967 年 2 月 3 日，中共中央、国务院再次发出通知，要求外出步行串联的应当回到本地本学校去，全国停止长途步行串联。1967 年 3 月 7 日，周恩来就此问题向国务院副总理李富春和李先念批示说：最好建立防治脑膜炎办公室……马上开始工作。这些人要全力以赴，不要再以其他工作干扰他们。3 月 24 日，周恩来召集卫生部党组成员开会，询问防疫情况，说抓流脑、抓防疫"这个工作是最紧急的，一天都不能迟缓"。在周恩来总理的直接关心与指挥下，3月19日，中共中央发出《关于停止全国大串联的通知》，取消原定的当年春暖后进行大串联的计划，4月20日，再次重申停止串联。在其后的一些运动中，也规定不准串联。同时各地采取相应防治措施，疫情严重的地区还成立了防治流脑的机构，并对流脑的易感人群注射流脑疫苗。1968年后各地疫情逐步下降。

第三节　社会主义革命与建设时期防治重大疫病的特点

新中国成立至20世纪70年代，在以毛泽东同志为核心的党中央的领导下，全国人民和重大疫病进行了长期的斗争，在取得巨大成就的同时，也为改革开放后重大疫病的防治提供了丰富的实践经验。

一、形成疫病防治制度体系

制度一旦形成，往往会对一个社会产生深远的影响。这一时期，我国建立了一套从防控到医疗再到医保的制度体系。

一是建立卫生防疫体系。为掌握控制疾病的主动权，党和政府把卫生服务工作前移，建立卫生防疫体系，提前干预，力争把传染性疾病消灭在萌芽状态。新中国成立后，根据中央的政策和指示，各省、自治区、直辖市及各县和市辖区等均设有卫生厅（局），其内部都建立了卫生防疫处，这些机构的主要任务是根据卫生工作的方针、政策、法规，制定实施细则，组织防治和控制当地严重危害人民健康的疾病；新中国成立后，逐步建立起各级卫生防疫站，铁路系统及大中型厂矿企业也建立卫生防疫站。到1956年底，全国29个省、自治区、直辖市及其所属地（市、州）、县（旗），除有些少数民族和边远地区外，都建立了卫生防疫站；各地还相继组建以防治鼠疫、黑热病、疟疾、血吸虫病、结核病、麻风病为目的的专业预防机构。从1950年起，党和政府除在血吸虫病流行区建立了一定规模的血吸虫病防治机构外，还在黑热病、疟疾、丝虫病、钩虫病等各种寄生虫病流行区建立了不少专业防治机构，主要负责各种寄生虫病的专项防治工作。1960年5月，中共中央经研究决定成立中共中央北方防治地方病领导小组，有计划有步骤地推动鼠疫、克山病、大骨节病、布鲁氏菌病、地方性甲状腺肿等地方病防治工作的发展。至1962年末，据中央和北方9个省、自治区不完全统计，县级以上仅鼠疫防治专业机构已达92个（含防疫站内的鼠疫防治室、科、组），鼠疫防治专业人员1621人；同时，各级医院、公社卫生院和大队卫生室也相应承担着健康教育、预防接种、传染病防治的任务，在疾病监测、预防和治疗等方面与上述机构密切合作，共同构成中国疾病预防控制体系。

二是构建医疗服务体系。新中国成立以后，刘少奇指示：要把医疗网散布起来，哪里有人民，哪里就有医疗机构，以便于人民治病。1950年周恩来总理提出："人民政府决定在最近几年内在每个县和区建立起卫生工作机关，以便改进中国人民长时期的健康不良状况。"① 根据党和国家领导人的一系列重要指示，1950年6月，卫生部长李德全在第一届政协二次会议上提交了《为建议设立县以下基层卫生组织机构，以加强防疫医疗而利生产事业案》的提案并获大会通过。8月19日，卫生部副部长贺诚在第一届全国卫生会议总结报告中指出：建立全国各级卫生基层组织，以解决群众的卫生需要，这是实现卫生事业为人民服务，首先为工农兵服务的一个关键任务。我们要给工农兵解决问题，就必须以极大的努力来建立基层卫生组织。这个工作是艰巨的，但我们必须努力争取在三五年内基本上完成这个任务，也就是说使中国大部分的县份有两个到七个专科医师和一个药剂师或调剂员的卫生院组织，逐渐使每个区有一至两个医士和一个助产士的卫生所组织，工矿街坊也都有卫生组织，乡村要有卫生员。从新中国成立后至20世纪70年代末，经过不懈的努力，在农村，形成了以县医院为龙头、以公社卫生院为枢纽、以大队卫生室为基

---

① 《周恩来选集》（下卷），人民出版社1984年版，第26页。

础的县、公社（乡）、村三级医疗预防保健体系。到 1980 年，全国 2000 多个县建立一级综合医院 2377 个，全国 5 万多个农村人民公社拥有卫生院 5.5 万个，全国农村生产大队建起卫生所（医疗站）608431 个；在城市，形成了市、区两级医院和街道门诊部（所）组成的三级医疗服务体系。除此之外，我国很多行业主管部门和大中型工矿企业建有独立的综合性或专业性医院，构成了行业和企业的医疗服务体系。

三是建立起基本的医疗保障体系。在农村，通过农村合作医疗制度向广大农民提供医疗服务和卫生预防。农民群众实行交纳保健费的办法，组织了各种农村保健站、联合诊所等。到 1956 年，全国农业生产合作社举办的保健站已有 1 万余个、联合妇幼保健站 600 多个，以及各式各样的群众联合诊所 51000 余所。人民公社化以后，先后有十几个省、区的部分县、社开始办起了合作医疗。1959 年 11 月，毛泽东对这种适合我国国情的农村医疗保健制度给予了充分肯定，称赞这一制度是农民群众自己组织起来同疾病作斗争的创举。1960 年 2 月 2 日，中共中央批转卫生部党组《关于全国卫生工作山西稷山县现场会议的报告》，肯定了农村合作医疗制度及其成效。此后，这一具有鲜明中国特色的农村合作医疗制度被广泛推广开来，为解决广大农民看病难、就医难的问题起到了积极的作用，也为农村卫生防疫工作打下了坚实基础。到 20 世纪 70 年代末，全国 90% 以上的生产大队办起合作医疗，覆盖了大约85%的农村人口。这些制度使中国绝大部分人口在发生疾病时都能得到不同程度的医疗保障，大大降低了疾病可能给每个家庭带来的风险。在城市，通过公费医疗制度，向国家公职人员、伤残军人、高校学生及其家属提供医疗保健服务；通过劳保医疗制度，向企业职工、退休人员及其家属提供医疗保健服务。新中国成立至20世纪70年代末建立起的卫生防疫体系、医疗服务体系和医疗保障体系，使传染病有了可防可控可医的基础，为人民群众身体健康提供了有力的制度保障。

二、走低成本的疫病防治道路

新中国成立后，广大农村缺医少药的状况十分严重，疾病的预防和治疗面临诸多困难，农民看病难、买药难的问题十分突出。党和政府决定走一条节约成本、注重实效，最大限度满足人民群众医疗服务需求的路子。

一是在医疗队伍上，送医下乡并大力培育"赤脚医生"。中国农村人口占绝对比重，农村医疗状况好坏决定着卫生工作整体水平。毛泽东对农村医疗卫生机构的建设和农村医务人员的培养十分重视，多次提出城市医疗卫生机关"大量的人力物力应该放在群众最需要解决的问题上去"。1958年11月，卫生部在呈报中央的《关于动员城市医疗力量和医药卫生院校师生支援工矿、农村卫生工作的报告》中指出，有些地区对劳动保护和饮食卫生未予应有的重视，以致在一些厂矿、农村工伤事故时有发生，甚至发生疾病流行。为此提出，统一调配现有各种医药卫生力量，支援工农业生产现场的卫生工作；组织高中级医药院校师生分期分批组成卫生工作队深入工地、田间开展卫生宣传，培训基层卫生人员，防治当地危害人民最严重的疾病。① 各地方政府响应中央号召，陆续展开送医院下乡活动。广东省卫生厅 1959 年 1 月底已经组织了 4000 多名医务工作人员和医药学校的教师、学生下乡 3 个月，支援基层人民的医疗卫生工作。②1965 年 1 月 20 日，卫生部党组又向毛泽东提交了《关于组织城市高级医务人员下农村和为农村培养医生问题的报告》，报告提出：组织高级医务人员分期分批到农村开展巡回医疗，培训基层卫生人员，继续加强农村不脱产卫生人员的训练工作。毛泽东看到这份报告后即于 21 日批示"同意照办"。6 月 26 日，毛泽东在与医务人员的谈话中指示，把医疗卫生工作的重点放到农村去。③ 为了解决农村医疗人才匮乏问题，遵照毛泽东关于"把医疗卫生工作的重点放到农村去"的指示，各地组织城市医疗人才下沉到农村。大批城市卫生人员到农村开展巡回医疗，深入农民家庭或田间地头为农民

---

① 国务院办公厅大事记编写组：《中华人民共和国中央人民政府大事记》第 5 卷，光明日报出版社 1989 年版，第 128 页。

② 《广东以公社为中心开展讲卫生运动　力争做到哪里有人哪里有医药》，《人民日报》1959 年 2 月 28 日。

③ 《把医疗卫生的重点放到农村去》，《人民日报》1965 年 6 月 26 日。

看病，并手把手辅导农村卫生人员，提高他们的医疗水平。到1975年底，全国城市和解放军医务人员陆续有110万人次到农村开展巡回医疗；十几万名城市医务人员在农村安家落户。要从根本上解决农村医疗人才缺乏问题，除了发动城市医疗卫生人员到农村进行巡回诊疗以外，必须培训一支不走的医疗卫生队伍。为此，我国从农村医学世家或略懂医术的初高中毕业生中选拔培养数以百万计的农村"赤脚医生"。到1975年，全国"赤脚医生"数量达150多万人，如果加上生产队的卫生员、接生员，总数达540多万人。他们没有正式编制，亦农亦医，在从事生产劳动的同时传播卫生知识，开展防病治病工作。

二是在医疗方法上，充分发挥中医药作用。中西医在治疗理念等方面存在差别，中医注重实践的经验，西医强调科学性。几千年来，中医药在与各类疾病包括传染性疾病的斗争中形成独特的理论体系，积累了宝贵的医疗经验，对现代传染病的防治具有重要价值。新中国成立之初，由于中西医两种资源功效的发挥都不到位，1950年8月，中央人民政府卫生部举行了第一届全国卫生会议上，提出了"团结中西医""预防为主"的卫生工作方针，为整合中西医疗卫生资源指明了方向。对于整合的具体举措，会议提出除了"争取和团结全国一切新老中西卫生人员"外，还要继续完成"中医科学化"和"西医中国化"的改造任务。此外，培养兼修中西两种卫生知识的复合型人才，也是整合中西医药的重点。会后，卫生部要求各地开办进修学校或进修班，将基础医学、预防医学和临床诊疗技术等西医知识理论，列为中医进修的课程。新中国成立后，面对医疗条件相对落后、单靠西药远远不能满足医疗需求的现状，为了解决农村缺医少药的问题，特别注意利用中草药价格低廉、易于获得的特点，在医疗方法上大量采用民间偏方、单方、验方，使中医在重大传染性疾病、地方病、流行性疾病的防控和治疗中发挥重要的作用。广东、浙江、山东等省采用中医药治疗麻风病的做法得到卫生部肯定，要求各地"继续进行实验研究，广泛收集和应用各种行之有效的中医中药处方"，并且"注意观察疗效，总结经验，及时交流推广"；四川省使用中药材制成的"疟疾油膏"和"疟疾粉"，治疗效果明显。这些做法极大降低了医疗成本，被世界卫生组织誉为"以最小投入获得了最大健康收益"的"中国模式"。

三、依靠人民防治疫病的原则

新中国成立后，我们党树立"大卫生、大健康"观念，确立了预防为主、治病次之的指导思想，从改造人民群众的生活习惯入手，动员人民群众行动起来，开展爱国卫生运动，加强体育锻炼，为战胜病魔创造良好的前提条件。

一是从外部铲除疾病产生的土壤。为了预防、减少疾病，保护人民健康，新中国成立后，党和政府持之以恒开展群众性卫生运动，进行清除垃圾、疏通沟渠、消灭蚊蝇等活动，提高环境质量，改善卫生条件，防治疾病传播。以北京市为例，解放不久，党和政府发动群众把北京市一些地方积存 40 余年的垃圾约 25 万多立方米，全部清除干净，城市环境卫生得到很大的改善。当时居民群众中即建立了基层卫生组织和清扫保洁制度。到 1951 年，全市 16 个区已有 11125 个卫生小组。20 世纪 50 年代开始，全国都开展了群众性的爱国卫生运动。全国规模的爱国卫生运动包括 1952 年掀起的以反对美国细菌战为目的的爱国卫生运动，1956 年掀起的以消灭老鼠、麻雀（后为臭虫）、苍蝇、蚊子为对象的"除四害"运动和 1965 年前后全国农村掀起的管水、管粪，改水井、改厕所、改畜圈、改炉灶、改造环境的"两管五改"运动。爱国卫生运动给人们创造了较为良好的卫生环境，铲除了疾病生存的土壤，更为重要的是促使人们养成讲究卫生的良好习惯，对抑制传染性疾病发挥了长期持久的作用。

二是从内部增强广大群众抵御疾病的体魄。党和政府逐步把全民健身的理念融入百姓生活中，以增强人民体质为宗旨，大力推进人民体育事业，组织开展群众性体育活动。1951 年教育部、卫生部等部门联合下发《关于推行广播体操活动的通知》，中央人民广播电台播出广播体操节目，引导党政机关、工矿企业、中小学校定时做广播体操，出现领导带头、人人做操、天天坚持的热烈场面。1952 年，毛泽东同志发出"发展体育运动，增强人民体质"的号召，全国县级以上政府成立体育运动委员会，各大厂矿企业普遍建立职工体育协会。此后，全国少数民族传统体育运动会、全国工人体育运动会、全国少年体育运动会、全国运动会相继举办，全国、全省、全地区等规模不一、类别各异的体育运动会纷纷举办。在体育竞赛活动的推动下，各地区、各单位组织成立诸如球类、田径、游泳、武术等运动队，不同单位之间、同一单位内部之间经常举办体育竞赛活动，群众性体育活动融入百姓生活之中。

四、坚持疫病防治公益性定位

20 世纪 50 年代初，中国明确医疗卫生事业属于"人民的福利事业"，医疗服务机构以救死扶伤为第一要务，以追求社会效益为根本目标。

一是对医疗机构实行统收统支政策。医疗服务收费的多寡与医疗机构的发展、医务人员的工资福利没有直接关系。国家对医疗服务机构实行收支两条线管理制度，医疗机构收入统一上缴政府财政，所需支出（包括基建费和职工工资等）须通过政府财政预算获取。属于厂矿企业和农村基层医疗机构的收支，同样纳入所属管理机构或基层组织的核算体系。

二是严控药品和医疗服务价格。国家对药品实行统购统销，统一定价，甚至通过补贴药厂，使药品价格维持一个较低水平；

国家对医疗服务价格也实行严格控制，曾先后在 1958 年、1960
年、1966 年 3 次降低收费标准，医疗服务价格不足补偿成本价值，
差额部分由各级财政或基层组织补贴。在这样的管理体制下，医
疗服务机构不以营利为考核标准，提供医疗服务、保障人民群众
健康水平成为共同追求的目标，充分保证了医疗服务的公平性和
可及性。

第五章

改革开放新时期突发重大公共卫生事件的应对

1978 年 12 月召开党的十一届三中全会后，中国进入了改革开放的新时期。改革开放的新时期，国家经济社会的发展十分迅速，法律制度建设迈上了新的台阶，人民的生活水平和健康状况也提高到了一个前所未有的高度。但是在新时期，我国也面临着突发重大公共卫生事件的挑战，建立完善的公共卫生体系的任务也变得十分重要。

第一节 突发重大公共卫生事件的挑战

这一时期的疫病防治，除了要巩固原有的防疫成果，防止疫病的反弹外，最重要的就是要面对突发重大公共卫生事件对经济社会发展的冲击。改革开放以来，在突发重大公共卫生事件上，主要有 1988 年上海市"甲肝"的大暴发以及 2003 年所发生的"非典"疫情。

一、1988 年上海暴发"甲肝"疫情

甲型病毒性肝炎是由甲型肝炎病毒（HAV）引起的，以肝实质细胞炎性损伤为主的世界性传染病。通过粪—口途径传播。甲肝是与环境卫生和个人卫生水平有关的世界范围内的传染病之一。我国是甲肝的高流行国家，但各地存在差别。甲型肝炎病毒对外界有较强的抵抗力，因而能够长期在外界环境中

生存。甲肝的症状轻重不一，可能出现发热、不适、食欲不振、腹泻、恶心、腹部不适、深色尿和黄疸（皮肤和眼白发黄）。不是每个感染者都会出现所有症状，成人出现疾病体征和症状的情况多于儿童。1988 年 1 月，上海暴发大规模甲型肝炎传染病，最终确诊病例高达 31 万人，临近的浙江也有 7 万例，这次甲肝的导火索是食用不洁毛蚶——一种形似蛤蜊的贝类。

（一）"甲肝"疫情忽然暴发

1988 年 1 月 18 日，《解放日报》报道称上海发现 20 多名因食毛蚶患甲肝的病人，并指出，"甲型性肝炎病毒平均潜伏期为 30 天左右，以发病前 5 天和到发病后一周内传染性最强。"[1] 那天之后，每天的确诊病例暴发式增长，1 月 22 日，808 例；1 月 27 日，5467 例；1 月 31 日，12399 例。从 1 月 19 日到 3 月 18 日两个月中，累计确诊病例 29.2 万余人。在拐点之后，到 5 月时，这个数字维持在 31 万不再上升，最终有 31 人因甲肝合并其他并发症死亡，这场 "甲肝大流行" 平息。随着 1988 年上海宝山 "撤县设区"，当时上海市的常住人口达到 1200 余万人，30 多万人确诊意味着，每 10 个家庭中就有一例感染甲肝。[2]

---

[1]　费智平：《卫生部门和广大市民请注意，毛蚶可能携带甲型肝炎病毒》，《解放日报》1988 年 1 月 18 日。

[2]　曹景行主编：《亲历：上海改革开放 30 年》，上海辞书出版社 2008 年版，第 155 页。

毛蚶是上海人爱吃的水产品，在买肉还需要肉票的年代，买毛蚶不需要票，便宜又味道鲜美。老上海人有时爱贪美味，用开水简单冲泡一下活毛蚶，把不熟的毛蚶肉挖出来蘸上调料就吃，若是熟的就没这滋味了。1988 年，江苏启东的毛蚶大量涌入上海市场，但受到了粪便的严重污染，一并带来的还有大量细菌。元旦刚过，上海不少医院就接到发烧、阵发性腹痛、上吐下泻的病人，起初的警报是细菌性食物中毒，直到 1 月中旬，市卫生局才将疫情定性为甲型性肝炎，因为甲肝病毒有长达一个月的潜伏期，在此之前无法作出准确判断。其实在 1982 年底到 1983 年初，上海就暴发过一次因食用毛蚶引发的甲肝疫情，当时仅上海传染病医院就收治了 1040 名病人，但事后并未引起警觉，甚至当时制定的一系列卫生监督规章也都形同虚设，自上而下都没什么人重视。5 年后的 1988 年，同样的疫情变本加厉地在上海重现。

这次疫情对当时的上海而言，更重要的是把所有问题暴露出来——并不太卫生的卫生条件和集体式居住环境成了病毒蔓延的温床，医疗系统自上而下不够健全，市民意识薄弱。虽然上海在全国领先，但与国际先进水平相比还差不少。在当时，粪便管理仍是一个社会问题。老上海的弄堂里，家家户户都挨着，有的有公共厕所，有的没有，家里的马桶都拿到外面刷，一早便能听到哗哗啦啦刷马桶的声音。当时的《解放日报》中写道："漫步上海街头，不难看到马路两边大刷马桶的景观，更有甚者刷完马桶的水就直接泼倒在马路旁，尽管旁边就是个大饼油条摊，也从不顾忌。进入公共厕所也不乏见到大粪四溢、小便横流的情景。如果倚在苏州河边的栏杆上，很快就会发现一船船不加盖的运粪船正把那些未经处理的有机肥料运向乡间。完全不能排除这种可能性——不久后同样这些运粪船未经任何消毒处理就运回一船船的青菜、各种农产品，当然也有毛蚶，然后卖到各家各户的饭桌上。这些没有任何消毒的运粪船加上当地同样不符合卫生要求的粪便管理，又污染着沿海滩涂，包括毛蚶生长地。"[①]

自来水也不是户户都有，打来的水往往反复使用，狭窄的里弄里住满了男女老少，更是提供了病毒二次传播的土壤。20 世纪 80 年代末，上海 90% 以上的企业都是国有企业或集体所有制企业，300 多人的厂都配有托儿所、幼儿园、医务室、食堂、宿舍，人们生活在一起，走动频繁，病毒就在不知不觉中传播着。

（二）积极进行疫病防治

甲肝疫情发生后，根据中央指示精神，上海市委、市政府迅速成立防治甲肝领导小组，协调全市的行动。各区政府和委办局、工厂、企业、街道也成立了肝炎防治领导小组，以加强对肝炎防治工作的领导。上海市组织有关医院和科研人员通过大量流行病学调查，基本认定上海的甲肝流行是因食用毛蚶引起。于

---

① 张小云：《记住大自然的惩罚》，《解放日报》1988 年 3 月 6 日。

是，相关部门立即向市领导作了汇报，上海市委和市政府领导马上决定停止食用毛蚶。市、区食品卫生监督等部门加强食品卫生管理，坚决执行市政府的通知，消灭疫病源头，全市禁止销售毛蚶。查获毛蚶，一律没收，并消毒处理。广泛深入地宣传《食品卫生法》，并开展执法检查，取缔无证摊贩，整顿不符合卫生要求的饮食店摊。此外，环境卫生部门对农村水厂等单位加强了卫生管理和监督，加强农村的饮水消毒与监测，有效地抑制了肝炎向农村地区的蔓延。

卫生部门与市、区各级宣教机构，报刊、广播、电视等文化宣传部门，以及医院、工厂、社区等密切配合，多渠道、多层次广泛深入地开展卫生宣传教育，普及卫生知识，提高市民的自我保健能力，用科学知识化解市民的疑虑。《新民晚报》《文汇报》和《解放日报》等新闻媒体开辟专栏，向市民宣传甲肝的防治知识；上海电视台《医药顾问》栏目邀请肝病防治专家宣传肝炎防治知识；市、区卫生教育部门先后印发400万份文字宣传资料，发到千家万户，摄制播放卫生科普电视片5部、发放幻灯片200多套；卫生防疫部门也深入病人家中宣传、指导消毒、隔离工作，并采用各种形式在公共场所宣讲卫生知识。①

---

① 曹景行主编：《亲历：上海改革开放30年》，上海辞书出版社2008年版，第156页。

应对传染病疫情，最重要的是控制传染源（病人）和切断传播途径，减少二次传播。1988 年 1 月中旬，疫情迅速蔓延开来。对重点人群进行保护和隔离，开展被动免疫预防是首要之选。防疫部门对甲肝患者的家庭成员、同事、共同居住者、医护工作人员，以及免疫能力低下的儿童和孕妇、环卫工人、接触食品的操作工、炊事员、保育人员等重点人群开展丙种球蛋白的预防接种，提高其免疫力。同时，收治病人的病床是当务之急。上海各家医院，包括肝炎等传染病房，以及所有的内外科病房，当时总共也就 5.5 万张病床，但甲肝病人数以万计，且发病十分集中，即使医院里任何病人都不收治，腾出所有床位，也无法解决甲肝病人的住院问题。很多人天没亮就来排队等待诊治，有的怕传染家人，医院没有空床位就自带折叠床、被褥，来到医院，要求立即住院。与此同时，医务人员也非常紧缺。1 月 24 日，上海市政府召开紧急会议统一协调管理，自上而下地去调度一切可用资源。为此，各级医疗机构挖掘内部潜力，千方百计增设床位。各地区、各系统也利用新建公房、旅馆、娱乐场所、校舍等场所因地制宜开设临时隔离治疗点。此外，许多企业都把闲置的厂房、库房腾出来，安置甲肝病人，一些小旅馆也空出客房接收病人。在当时，甲肝并没有特殊的治疗方法，主要是在急性期保肝、退黄和对症、营养支持治疗，绝大多数病人，一旦病情稳定，就不再会加重，也很少出现其他并发症，除非有严重的基础疾病，最终病故的人中多有慢性疾病，且年纪较大。因此在隔离的现场，护士比医生更多，也更重要。

事后统计显示，当时上海市 10 多万医务人员中，有 6 万多人扑到一线，在防治肝炎期间，全市共增设 12541 个隔离点和 118104 张床位，其中卫生系统增设了 243 个隔离点和 60434 张床位，卫生系统收治甲肝患者 98591 人，全市共设家庭病床 29338 张，这些临时的举措都成为一个引子，为后来更完备的公共卫生系统打下基础。①

面对突如其来的疫情，出现一些恐慌在所难免。甲肝是自限性传染病，传染期是在发病后一个星期到 10 天，病人住院治疗 10 天到两个星期后就可以回家，后阶段主要靠休息和保养。两到四个月后，病人就可以完全康复，所以甲肝不吃药也会好。但这样的医学常识那时候并没有太普及，而且病人和家属们即使知道了也不太会相信的。很多病人和家属挤进医院，有的医院不得不请警察维持秩序。而对甲肝的恐慌心理很快从上海蔓延到了周边省市。一时间，大家对上海人都比较忌讳，认为上海人就是肝炎的传播源。上海生产的食品被封存，上海运出的蔬菜被扣留，民航飞机上一些标有"上海生产"的食品，都会被乘客当作垃圾扔掉，避之唯恐不及。各处都不欢迎上海人，排斥上海人。上

---

① 曹景行主编：《亲历：上海改革开放 30 年》，上海辞书出版社 2008 年版，第 158 页。

海人在外地住旅馆，迎接他们的往往是"客满"，上海人出差在外，上馆子吃饭，服务员连连谢绝，上海人到北京开会，会场要给他们单独划定区域。[①]1988 年 2 月 17 日是农历春节，这一年，邓小平又一次来到上海过春节。小平同志来上海过春节，影响很大，他的到来起到了稳定人心的作用，告诉人们，上海不是一座"瘟城"。

3 月 21 日，国家卫生部和上海市卫生局在京、沪分别发布消息，宣告上海甲肝疫情已得到控制。"原来预计 3 月上旬出现的第二个发病高峰没有产生。"从 1988 年 1 月 1 日起到 5 月 13 日（至此与往年同期发病持平），上海市暴发流行的甲型肝炎，一共发病 310746 例。在 1 月 19 日至 3 月 18 日的两个月中，累计发病数为 292000 多例，日报告发病数超过 1 万例的长达 16 天。[②] 这次甲肝发病来势之猛、发病之集中、覆盖面之广，为国内外医学史上所罕见。

这次甲肝疫情之后，对于上海改善公共卫生条件、应对公共卫生突发事件、建立流行病预警机制、构建现代公共卫生安全体系等方面具有积极影响。1988 年甲肝流行，促进了"大卫生"的诞生。上海市甲肝流行，使各级领导了解到一种疾病的流行可能牵涉环保、水产、商业、卫生、防疫、食品安全等多个部门，

---

① 曹景行主编：《亲历：上海改革开放 30 年》，上海辞书出版社 2008 年版，第 159 页。
② 曹景行主编：《亲历：上海改革开放 30 年》，上海辞书出版社 2008 年版，第 159 页。

控制疾病也要各部门共同行动，开始重视"大卫生"。自此上海市成立了"卫生促进委员会"，领导"大卫生"的工作。卫生部门首先按"民以食为天，食以安为先"原则抓好食品卫生，然后动员各界力量，改善环境并对食品生产、流通、贮存各个环节加强监督和管理。卫生防疫、医疗临床对疫区发现病例的环境进行消毒，对病例进行抢救、治疗。同时，号召各行各业将保障人民生命健康作为首要任务，及时处理疫情，使得上海甲肝流行在一个潜伏期内得到控制。这起事件也促进了中国《传染病防治法》的立法工作。1989 年 2 月 21 日，中华人民共和国全国人民代表大会常务委员会通过了《中华人民共和国传染病防治法》。1993年起，开展上海市甲肝疫苗接种工作，根据甲型肝炎发病特点，分别对学龄前、小学生、中学生、高中生、职校、技校、大学生等人群开展甲肝疫苗接种，提高人群免疫水平，大大降低了全市甲型肝炎的发病率。

二、2003 年"非典"疫情

非典型肺炎，简称"非典"，专业术语称作"严重急性呼吸系统综合征"。重症急性呼吸综合征（SARS）为一种由 SARS 冠状病毒（SARS-CoV）引起的急性呼吸道传染病，世界卫生组织（WHO）将其命名为重症急性呼吸综合征。本病为呼吸道传染性疾病，主要传播方式为近距离飞沫传播或接触患者呼吸道分泌物。该病的潜伏期1—16天，常见为3—5天。起病急，传染性强，临床表现以发热为首发症状，可有畏寒，体温常超过38℃，呈不规则热或弛张热、稽留热等，热程多为1—2周；伴有头痛、肌肉酸痛、全身乏力和腹泻。起病3—7天后出现干咳、少痰，偶有血丝痰，肺部体征不明显。病情于10—14天达到高峰，发热、乏力等感染中毒症状加重，并出现频繁咳嗽，气促和呼吸困难，略有活动则气喘、心悸，被迫卧床休息。这个时期易发生呼吸道的继发感染。病程进入2—3周后，发热渐退，其他症状与体征减轻乃至消失。肺部炎症改变的吸收和恢复则较为缓慢，体温正常后仍需2周左右才能完全吸收恢复正常。轻型患者临床症状轻。重症患者病情重，易出现呼吸窘迫综合征。儿童患者的病情似较成人轻。有少数患者不以发热为首发症状，尤其是有近期手术史或有基础疾病的患者。①

（一）疫情的暴发

2002年11月16日，家住广东省佛山市禅城区张槎镇弼唐乡一位中年男性出现了无明显诱因的发热、头痛以及周身不适。起初以为是感冒，自己服药没有改善，体温反而上升至39℃以上并持续不退。几天后送医院治疗，医生给他服用了常规感冒药和抗生素，病情未有好转，肺炎表现进一步加重。11月25日，

---

① 《非典型肺炎常见问题新解》，国家卫健委，http://www.nhc.gov.cn，访问时间：2020年4月10日。

病患被紧急送往佛山市第一人民医院。几天后，几位照顾该患病男子的亲友相继出现了类似的症状。但是由于当时对"非典"还属于未知，也没有引起足够的重视，病患发病的情况医院没有往上报告，当地政府和卫生行政管理部门还不清楚情况。

几乎同时，广东省河源市紫金县柏埔镇的黄杏初也出现了类似的病症。黄杏初是深圳一家酒店的厨师，2002年11月，黄杏初因感到身体不适到深圳某医院就诊，因为害怕交不起医疗费，住了一天院就回到家中。黄杏初此后在柏埔卫生院住了两天，因为病情加重，2002年12月15日被送到河源人民医院。由于当时对非典型肺炎并不了解，医院就把黄杏初当作一般肺炎病人处理，但到12月16日，突然出现高热症状，呼吸有些困难，至12月17日晚些时间，呼吸已十分困难，由于河源人民医院没有呼吸机，病人又十分危急，医院就用车连夜将其送往广州军区总医院抢救。2003年1月2日，河源市将有关情况报告省卫生厅，因此黄杏初是医院上报的第一例病患。不久后广东省中山市同时出现了几起医护人员受到感染的病例，在接到中山市的报告后，广东省卫生厅开始重视，派出专家调查小组到中山市调查，并在1月23日向全省各卫生医疗单位下发了调查报告，要求有关单位引起重视，认真抓好该病的预防控制工作。

从2003年1月12日起，个别外地危重病人开始转送到广州地区部分大型医院治疗。截止到2月9日，广州市已经有100多例病人，其中有不少是医护人员，这时在广州市发现的该类病例中共有 2 例死亡。此时国家卫生部对广东发生的病例开始关注，派出由马晓伟副部长率领的专家组于 2 月 9 日下午飞抵广州协助查找病因，指导防治工作。据后来广东省卫生厅公布的数据，从 2002 年 11 月 16 日至 2003 年 2 月 9 日下午止，广东省发现 305 例非典型肺炎病例，其中，医务人员感染发病共 105 例。非典型肺炎病例在广东省内的广州、中山、佛山、江门、河源、深圳 6 个地市出现。其中广州发生 226 例、中山 28 例、佛山 19 例、江门 15 例、河源 11 例、深圳 6 例。死亡的人员中最小的是广州市一名 10 岁男童，最大的是佛山一名 59 岁的男性。

迅速增多的病例引起了公众的恐慌情绪。在此阶段新闻媒体一直没有进行任何公开的报道，消息首先是由医院内部员工发给亲友的提醒短信，然后又由亲友传递给更多的人。借助这些短消息，小道消息铺天盖地，社会上已经出现了关于该病的各种传闻，如有的说是生物袭击，有的说是莫名病毒攻击，有的说是鼠疫传播，有的说是禽流感等等。这期间广东省的一些地区开始出现了抢购抗病毒药物、食用醋和口罩等商品的情况。全省各地的抗病毒药物、食醋及口罩等商品的售价大幅提高，如有的原本几块钱一包的抗病毒药品居然涨到了 20 多元。广州市物价、工商部门收到了大量这方面的投诉。

2 月 10 日，《羊城晚报》首次报道广东省已发现"非典"病例的新闻。①2月11日，广东省主要媒体报道了部分地区先后发生非典型肺炎病例的情况，报道称：截至2月10日下午3时统计，共发现305例，死亡5例。其中医务人员感染发病共105例，没有一例死亡。305例病人中，已有59人病愈出院，尚未出院的病人都得到有效治疗，情况稳定。②2003年2月11日上午，广州市政府召开新闻发布会，公布广州地区非典型肺炎情况。新闻发言人称，该病在广州市已发生了一个多月，所有病人的病情均在有效治疗和控制当中，群众不必为此恐慌。大家只要按省市有关部门发布的指引，避免与该类发烧病人近距离接触，保持居住工作环境的空气流通，同时避免过度疲劳，一般就不会被传染。同时指出社会上的各种传闻都是谣言，呼吁市民切不要听信社会上的各种谣传，以免给自己带来不必要的苦恼和不便。同日下午，广东省卫生厅举行了关于非典型肺炎的情况通报会，卫生厅领导和有关专家通报了广东省非典型肺炎的有关情况。广东省委书记、省长等领导得知消息后都立即作出重要指示，要求立即调集全省最好的卫生力量全力救治，查清病因和病源，确保不让病情继续扩散，不增加死亡人数，并要求各医院要及时采取有效保护措施，不再增加医护人员感染发病。国家卫生部亦派出了专家组飞赴广州协助查找病因，指导防治工作。

---

① 《广东发现非典型肺炎病例》，《羊城晚报》2003年2月10日。

② 《疫情已控制，市民毋须恐慌》，《羊城晚报》2003年2月11日。

2003 年 2 月 12 日，中国疾病预防控制中心负责人在接受记者采访时说，春季是呼吸道感染疾病多发季节，受气候影响容易引发某些呼吸道传染病的局部流行。根据专家预测，全国近期内不会发生大范围呼吸道传染病的流行，但局部地区可能会出现小范围呼吸道传染病的流行。2 月 14 日开始，上海各药店的板蓝根冲剂异常走俏，众多药店的柜台前挂起了板蓝根售完的告示。有的药店规定每人只能买一盒板蓝根。北京药店的板蓝根也出现脱销现象。2 月 16 日广东非典型肺炎事件波及沈阳等城市，板蓝根等预防和治疗呼吸道疾病的药品价格成倍增长，个别药房该类药被抢购一空。

（二）"非典"疫情的扩散

由于广东出现的"非典"疫情没有引起足够的重视，相关部门几乎没有采取有效的防控措施，疫情开始向全国扩散。2 月中旬，疫情传播到与广东毗邻的香港地区。在内地，"非典"也从广东向广西、四川、山西及更多的地区传播。3 月 1 日，"非典"疫情出现在北京。3 月 26 日，新华社发布消息称，北京输入性非典型肺炎得到了有效的控制——这是首次有关北京"非典"的官方报道。3 月 27 日，世界卫生组织正式将北京定为非典"疫区"。北京出现了抢购药品和物品的情况，人们在药店拼命地抢购板蓝根、消毒水等药品；在商店中，人们尽其所有地储备各种生活用品，白醋等消毒用品大范围脱销，口罩被抢购一空，物价普遍上涨，马路上，行人步履匆匆，连平日最繁华的王府井大街也只是偶尔走过几个戴双层甚至多层口罩的行人。[①] 在恐慌气氛的影响下，一些在北京经商、务工、上学的人开始撤离北京，有的地方担心北京人将病毒带到他们那里去，竟将通往北京的路给破坏了。

3月13日，香港医管局证实，有24名医护人员感染了非典型肺炎，分别在港九新界4家医院留院；威尔斯亲王医院有162名医护人员出现感冒症状。3月14日，世界卫生组织专家到达香港，认为正在香港发生的非典型肺炎有扩散之势。越南卫生部的官员在2003年3月14日称，在该国首都河内的一家私人医院中，有4人感染了一种奇怪的肺炎疾病而生命垂危，其中包括一名法国医生。在越南首都河内，有30多名医务人员感染了这一呼吸性疾病，其中5人病情严重，生命受到了威胁。3月15日，一个由世界卫生组织传染病专家组成的医疗小组抵达河内。新加坡卫生部也于3月15日发表文告说，新加坡医疗机构继发现3名女性感染了非典型肺炎后，截至15日又发现13人感染了非典型肺炎。这些患者目前已隔离治疗，其病情稳定。新加坡卫生部公告称当天非典型肺炎患者已增至16人。3月15日后，世界很多地方都出现了"严重呼吸系统困难症（SARS）"

---

① 《纱布口罩连日脱销》，《北京青年报》2003年3月31日。

的报道，从东南亚传播到澳大利亚、欧洲和北美。印尼、菲律宾、新加坡、泰国、越南、美国，加拿大等国家都陆续出现了多起非典型肺炎案例。为防止非典型肺炎的进一步扩散，世界卫生组织于 3 月 15 日发布了一份紧急"旅行警告"，称世界范围内已有 8 人死于一种被称为"严重呼吸系统困难症"的异性肺炎，目前，这种病毒据说正在以"超音速飞机"的速度蔓延，从东南亚传播到澳大利亚、欧洲和北美，仅在过去一周内就暴发了 150 多起病例。

为防止非典型肺炎疫情蔓延，中国疾病预防控制中心于 2003 年 3 月 31 日向全国各级卫生医疗部门推出了《非典型肺炎防治技术方案》，并于当天在互联网上公布。该中心称，非典型肺炎的病原目前尚不明确。由卫生部疾病控制司组织专家在总结前阶段防治工作的基础上制定了一个防治技术方案，内容包括《非典型肺炎病例的临床诊断标准（试行）》《非典型肺炎病例或疑似病例的推荐治疗方案和出院诊断参考标准（试行）》《医院消毒隔离工作指南(试行)》《非典型肺炎病例流行病学调查提纲》《非典型肺炎病例实验室检测标本采集技术指南（试行）》《病人住所及公共场所的消毒（试行）》《各种污染对象的常用消毒方法（试行）》以及《社区综合性预防措施以及病人住所及公共场所的消毒（试行）》。

（三）中央出台防治"非典"疫情措施

4月2日国务院总理温家宝主持召开国务院常务会议，研究非典型肺炎防治工作，会议听取了卫生部关于非典型肺炎防治工作的汇报。会议认为，此时疫情已得到有效控制。全国绝大多数地区没有发现疫情，社会安定，各项工作秩序正常。为从根本上消除少数地区疫情，会议强调：第一，要把控制疫情作为当前卫生工作的重中之重，以卫生部部长为组长的非典型肺炎防治工作领导小组负责指导非典型肺炎防治工作，由国务院副秘书长牵头各部联席会议，协调解决有关问题；第二，及时向世界卫生组织通报疫情，决定由卫生部举行中外记者招待会，向社会公布疫情和预防控制措施；第三，进一步与世界卫生组织开展有效合作；第四，抓紧建立国家应对突发公共卫生事件的应急处理机制。会议要求各有关部门要密切协作，进一步加强监测，全面掌握疫情动态，控制疫情扩散蔓延。

4月6日下午国务院总理温家宝到中国疾病预防控制中心考察工作，并与医学专家座谈。他指出，我国党和政府高度重视非典型肺炎疫情，及时采取一系列防治措施，取得了明显成效。中国政府完全有能力控制非典型肺炎蔓延。4月12日下午国务院总理温家宝来到北京佑安医院，看望参加非典型肺炎防治工作的医学专家和医护人员。温家宝代表党中央和国务院向全国奋战在非典型肺炎防治工作第一线的广大医务人员致以慰问。4月14

日上午，国家主席胡锦涛来到广东省疾病预防控制中心考察，并同医务工作者座谈，深入了解防治非典型肺炎的情况。胡锦涛指出，要从全面贯彻"三个代表"重要思想的高度，始终把人民群众的安危冷暖放在心上；当前要把防治非典型肺炎的工作，作为关系改革发展稳定大局、关系人民群众身体健康和生命安全的一件大事，切实抓紧抓好。

为加强传染性非典型肺炎防治工作，我国于 2003 年 4 月 13 日决定将其列入《中华人民共和国传染病防治法》法定传染病进行管理。为了进一步加快病原学研究工作，有效地发挥资源优势，集中力量攻关，卫生部非典型肺炎防治领导小组研究决定成立联合攻关组，加强对病原学研究的管理工作。这时一些有关部门开始采取必要的措施预防非典型肺炎的传播，如 4 月 12 日中国卫生部、财政部、铁道部、交通部、民航总局联合发出通知，要求有关部门严格预防通过交通工具传播传染性非典型肺炎。4 月 15 日，中国民航总局对民航系统控制非典型肺炎进行了全面部署，机场发现患有非典型肺炎的旅客将劝阻其登机。同日，铁道部下发《铁路车站、旅客列车预防和控制非典型肺炎工作的暂行规定》，明确了技术措施和应急预案；国家质检总局、卫生部联合发布公告，有"非典"病症的出入境人员要向口岸检验检疫机构主动申明，以保护自身健康安全，防止非典型肺炎在国际传播。4 月 16 日教育部向全国教育行政部门和各级各类学校下发《关于贯彻全国非典型肺炎防治工作会议精神，做好学校非典型肺炎预防与控制工作的通知》。《通知》要求各级教育行政部门都要高度重视学校非典型肺炎的预防和控制工作，充分认识其重要性和紧迫性，主要负责人要亲自抓、总负责，领导班子中要有专人抓。各省级教育行政部门要进一步完善工作机构和协调机构，建立起应急机制。

4月17日，中共中央政治局常务委员会召开会议，专门听取有关部门关于非典型肺炎防治工作的汇报，并对进一步做好这项工作进行了研究和部署。中共中央总书记胡锦涛主持会议。4月20日下午3时，国务院新闻办举行新闻发布会，卫生部常务副部长高强、卫生部副部长朱庆生向中外记者介绍了中国内地最新的非典型肺炎疫情情况，并回答中外记者的提问。同日公布了卫生部和北京市部分领导职务变动的决定。当天国家主席胡锦涛还考察了军事医学科学院微生物流行病研究所和中国科学院北京基因组研究所，对在防治非典型肺炎斗争中取得重大科技成果的科研人员表示衷心感谢和崇高敬意，勉励科研人员再接再厉、坚定信心，继续发扬爱国奉献、勇攀高峰、为民造福的精神，为战胜疫病、保护人民的身体健康和生命安全作出更大的贡献。4月21日，国务院决定向地方派出第二批非典型肺炎防治工作督查组。温家宝总理对督查组工作作了重要批示，要求督查组宣传防治非典型肺炎工作的重大意义和党中央、国务院的方针部署；

调查核实疫情，特别要注意掌握农村、学校、机关、企事业单位的情况；检查督促各项防治工作落实情况，对收治非典型肺炎病人的专门医院要做重点检查；倾听群众和医护人员的意见，了解社会各方面的反应等。同日，国务院办公厅发出关于2003年"五一"放假调休安排的通知，对"五一"放假作出调整，取消集中长假。4月23日，国务院总理温家宝主持召开国务院常务会议。会议决定，为进一步加强非典型肺炎防治工作，成立国务院防治非典型肺炎指挥部，统一指挥、协调全国非典型肺炎的防治工作。国务院副总理吴仪任总指挥，国务委员兼国务院秘书长华建敏任副总指挥。

中央政治局常务委员会召开会议之后，国务院很多部委都开始积极采取行动全力应对非典型肺炎。卫生部于4月22日发布紧急通知，要求加强对公共场所和食品生产经营单位的防病指导，切实做好公共场所和食品生产经营单位的卫生管理和消毒工作。各类公共场所和食品生产经营单位在发生非典型肺炎病人或接待过疑似非典型肺炎病人时，要立即向当地疾病预防控制机构报告，并立即停业。4月24日发出通知，对传染性非典型肺炎疫情实行日报告和零报告制度，并自2003年4月26日起，将传染性非典型肺炎的报告管理工作纳入"国家疾病报告管理信息系统"。4月26日又发出紧急通知，要求为提高医疗质量，降低病死率，要及时甄别"非典"重症病人，转运至监护室，使重症患者得到及时有效的救治，尽全力降低"非典"重症患者病死率。4月27日卫生部发出紧急通知，要求各级各类医院高度重视非典型肺炎病人隔离治疗和医务人员的防护工作，防止"非典"在医院交叉感染。4月29日，发布《公众预防传染性非典型肺炎指导原则》，以指导广大群众科学地预防传染性非典型肺炎，保证预防效果。同日，卫生部发出紧急通知，要求各级卫生行政部门组织卫生监督机构近日集中一段时间，对本辖区范围内医疗机构非典型肺炎防治工作进行监督检查；发现没有按照规定做好非典型肺炎防治工作，造成严重后果的，要严肃追究医疗机构主要负责人和相关人员责任，从严从重处罚。4月30日卫生部发出紧急通知，要求非典型肺炎防治场所严禁使用中央空调。同日，卫生部推出用于农村预防控制"非典"的宣传材料。当天卫生部还发出通知要求对卫生技术人员开展"非典"防治培训工作。2003年4月22日，交通部发出紧急通知，要求全力保障防治"非典"医药用品的调运工作，确保应急运力安排充足，运输及调度畅通高效。同日发出紧急通知，要求加强对公路施工现场等人员密集区预防非典型肺炎的工作。4月28日交通部又发出紧急通知，要求任何地方、部门、单位和个人不得通过任何方式中止交通运输，以保障广大身体健康的旅客的正常出行，保障防治"非典"的药品、医疗设备、医疗原材料以及社会生产生活物资的运输顺畅。

4月17日，教育部分别召集有关部门负责人和在京直属高校主要负责人，就高等院校进一步做好防治"非典"工作作出部署。时任教育部部长周济要求各高校要按照党中央、国务院的要求做好防大疫的准备，提出为防"非典"高校可改变教学和学习方式。4月18日，教育部决定将全国硕士研究生复试时间暂推迟到5月底进行，具体时间另行通知。4月19日，教育部动员外地生"五一"期间不离校回家。要求各高校高度重视学校非典型肺炎预防和控制工作，加强宣传教育，增强师生员工防病意识和自我保护能力；对学生宿舍、食堂、教室、图书馆、实验室等重点场所定期进行消毒，并保证空气流通；为学生宿舍配发体温计，对体温高者进行密切观察、排查。4月23日，教育部发出《关于做好中小学和幼儿园"非典"防治工作的通知》。4月24日，教育部发出关于进一步落实高等学校非典型肺炎预防与控制综合措施的紧急通知。要求各高校必须成立由一把手负责的"非典"防控工作领导小组，建立更严密的快速反应机制。4月25日，教育部要求北京等地高校学生就地学习和生活，发病人数较多地区的高等学校调整教学和学习方式，加强对疫情的监控和防治，避免疫情扩散。同日，教育部党组发出《关于进一步发挥高等学校医学院（系）、医学院校及其附属医院广大教职工和医护人员在"非典"防治工作中的重要作用的通知》。4月28日，教育部对"五一"期间高校学生活动安排和学生管理工作提出指导建议，确保校园内秩序稳定和疫病不向社会蔓延。4月30日，教育部发出《教育部办公厅关于高等学校在外地实习师生近期实习安排的通知》，要求在疫区实习师生勿返校回家。5月2日，教育部发出通知，要求在农村地区进行防治"非典"宣传教育，开展防治非典型肺炎的工作，控制"非典"疫情向农村地区扩散。5月5日，教育部将《教育部防治非典型肺炎工作领导小组关于做好高校离校学生的教育和管理工作的指导建议》印发给各地教育行政部门和各直属高校。

（四）取得防治"非典"疫情的胜利

4月30日起，北京市的疫情开始小幅回落。5月2日，新增"非典"确诊病例数首次跌破了100，街上的行人开始多了起来。5月6日，北京市教育部门为中小学开设了"空中课堂"，学生每天可以按时坐在电视机前或登录相关的网站听老师上课。5月8日，北京恢复正常上班的作息时间。到5月中旬以后，农民工群体成为新增病例的主体。为此，国家及时出台了相关的政策：农民和农民工当中的"非典"患者，包括疑似病例，一律实行治疗、隔离、检查"三个免费"的政策；有在疫情的城市，对进城务工的农民实行"三就地"：就地预防、就地隔离、就地治疗；对已经返乡的农民工建立县、乡、村三级疫情报告制度；同时加大对农民的宣传、教育等。由于政策对头，措施得力，"非典"未在农村大规模地蔓延。

5月29日，北京首次迎来了新增"非典"病例零纪录，这表明北京市防治"非典"疫情已经取得了阶段性的成果。6月2日，卫生部召开新闻发布会，宣布北京疫情统计首次出现三个零：新收治直接确诊病例为零，疑似转确诊病例为零，死亡人数为零。6月5日，北京最后一处被隔离工地解除隔离。6月19日，北京市大部分医院恢复正常秩序。与此同时，全国其他省、自治区、直辖市的"非典"疫情也已得到了有效控制。

6月13日，世界卫生组织宣布，解除到中国河北省、内蒙古自治区、山西省和天津市的旅游警告。24日，又宣布撤销对北京的旅行警告，同时将北京从"非典"疫区名单中排除。至此，中国内地抗击"非典"的斗争取得了决定性胜利。胜利来之不易。据统计，截至6月24日，中国内地累计报告"非典"肺炎患者5327名，死亡348名。7月28日，全国防治"非典"工作会议在北京举行。胡锦涛同志发表了重要讲话，他从八个方面总结了抗击"非典"斗争的经验和启示，其中就有：抗击"非典"中，我国实行的是全民动员、群防群控，紧紧依靠广大人民群众，充分发挥了人民群众的伟大力量。

第二节　建立现代化的公共卫生体系

公共卫生因其关于人民的生命健康，历来受到了党和国家的重视。新中国成立到改革开放新时期，我国在公共卫生建设上取得了较大的成绩，建立起了一套覆盖城乡的公共卫生体系，并受到了世界的称赞。但是进入改革开放新时期后，我国原有的公共卫生体系遇到了很大的挑战，亟须建立现代化的公共卫生体系。

一、原有公共卫生体系遇到的挑战

公共卫生体系是指在一定的权限范围内提供必要的公共卫生服务的各种公共、民营和志愿组织的总体。它常常被描述为具有不同作用、关系和相互作用的网络，为整个社区和地区公众健康和福祉服务的各种组织关系。新中国成立至 20 世纪 70 年代末，我国初步建立了覆盖县乡村三级医疗预防保健网的公共卫生服务体系，坚持预防为主，开展爱国卫生运动，取得了显著成效。

新中国成立以来，我们党团结带领全国各族人民，坚持中西医结合、土洋结合、专业人员与群众运动相结合等一系列"两条腿走路"的方针，调动起各方面的积极性，在旧中国"一穷二白"的基础上，逐步建立起覆盖全国城乡的公共卫生体系，形成了受到世界称赞的"中国模式"。这个模式的特点，一是低投入，广覆盖；二是预防为主，群防群治。

哪里有人，哪里就应当有医有药，这是建立社会主义公共卫生体系的基本要求。针对我国人口大多分布在农村，而农村医疗卫生基础又极度薄弱的实际情况，以毛泽东为首的党中央确定了"把医疗卫生工作的重点放到农村去"的战略决策，国家加强了对农村公共卫生事业的组织与领导，大批专业医护人员扎根基层，奔赴农村，为农村培养了数以百万计的不脱产的乡村医生（当时称作"赤脚医生"）和农民卫生员，引导农民建立起合作医疗制度，形成了集预防、医疗、保健功能于一身的县、乡、村三级卫生网络。在国家很少投入的情况下，依靠群众自己的力量，基本做到了农民"小病不出村，大病不出乡"。

"预防为主"是发展中国公共卫生事业的基本方针。党和政府领导人民，通过开展群众性的爱国卫生运动，放手发动群众，普及卫生知识，改善基础设施，推行健康文明的生活方式，形成了人人讲卫生，人人重预防的群众性公共卫生格局。由于领导重视，群众发动充分，方针方法得当，我国公共卫生领域的落后状况迅速改观，彻底消灭或有效控制了性病、天花、丝虫病、麻风病、黑热病、血吸虫病、疟疾等严重危害人民健康的传染病，对各种地方病、职业病也实行了有效的预防与控制，大大提高了国民的健康水平。在旧中国，国民平均寿命只有不到 40 岁，而到 20 世纪 70 年代末已经接近 70 岁，不仅在发展中国家名列前茅，甚至达到了发达国家的水平。1976 年，世界卫生组织太平洋区基层卫生保健工作会议在菲律宾首都马尼拉召开，中国代表在会上作了题为《中国农村基层卫生工作》的报告，那些金发碧眼的外国人听后不由得竖起大拇指说道：你们中国农村人口这么多，居然能够做到看病吃药不花钱，真是人间奇迹！ 1978 年，在阿拉木图召开的世界卫生会议上，中国的公共卫生制度被列为发展中国家的典范。

　　进入 20 世纪 80 年代以来，随着改革开放的进程，开始追求经济增长，各级政府都程度不同地存在着轻视公共卫生的问题。在农村改革的大潮中，曾经颇为健全的公共卫生体系逐渐被边缘化，以至于名存实亡。在城市，众多国有与集体企业的改革和改制中，那些被分流、解除劳动关系的职工，为数不少的人被迫从原有的卫生保障体系中分离出来，而新的体系又未能及时包容他们。随着人员流动，特别是大量农民工进城务工，流动性劳动者空前增多，他们大多游离于国家的卫生保障体系之外。随着经济的发展，人们餐桌上的食品丰富多了，新奇多了，而过去闻所未闻的假冒伪劣食品也充斥市场，防不胜防地被摆上餐桌，这也意味着病从口入的风险更大了。空气、饮水等环境污染问题越来越突出，对公共卫生提出了新的更高的要求。而由于政府财政投入不足，医疗卫生机构甚至包括一些公共卫生服务机构，对卫生防疫不热心，而是跟着市场走，由"重预防"变为"重治疗"和"重经济创收"，这也大大刺激了医药费用的陡增，使患者不堪重负。而在农村，则有越来越多的人陷入低收入——低卫生服务需求——低卫生服务利用——低健康保障——低收入的恶性循环，因病致贫、因病返贫的现象大量增加。很明显，公共卫生已经成为我国整个社会体系中最为薄弱的环节之一，而最薄弱的环节也就意味着最容易出问题。

二、现代化公共卫生体系的初步建立

2003 年 SARS 之后，党和政府加大了对公共卫生体系建设的决心和行动，我国公共卫生服务体系建设得到了显著加强。2006 年 3 月国家疾病预防控制局、卫生监督局成立，"中央、省、市、县"四级的疾病预防控制体系和卫生监督体系基本建立。2009 年，中共中央、国务院《关于深化医药卫生体制改革的意见》提出：全面加强公共卫生服务体系建设，国家对公共卫生体系的构成、功能定位以及发展方向提出了具体要求。深化医药卫生体制改革以来，公共卫生服务体系建设得到大力推进，国家基本公共卫生服务项目和重大公共卫生服务项目全面实施，公共卫生服务和突发事件卫生应急处置能力不断增强，基本公共卫生服务均等化水平不断提高，公共卫生服务体系建设取得明显效果。

（一）基本上形成了较为完善的组织架构

从机构组成来看，我国公共卫生服务体系由专业公共卫生服务网络和医疗服务体系的公共卫生服务职能组成。专业公共卫生服务网络包括疾病预防控制、健康教育、妇幼保健、精神卫生防治、应急救治、采供血、卫生监督、计划生育等专业公共卫生机构。乡镇卫生院、村卫生室和城市社区卫生服务中心 / 站等城乡基层医疗卫生机构免费为全体居民提供国家基本公共卫生服务项目，其他基层医疗卫生机构作为补充，专业公共卫生机构负责组织实施国家重大公共卫生服务项目。医院依法承担重大疾病和突发公共卫生事件监测、报告、救治等职责以及国家规定的其他公共卫生服务职责。

经过几十年的发展，覆盖我国城乡居民的公共卫生体系已基本建立，截至 2017 年末，基层医疗卫生机构共 9.3 万个，专业公共卫生机构 19896 个，疾病预防控制中心 3457 个，其中：省级 31 个、市（地）级 412 个、县（区、县级市）级 2773 个。卫生计生监督机构 2992 个，其中：省级 31 个、市（地）级 395 个、县（区、县级市）级 2523 个。专科疾病防治机构 1200 个、妇幼保健机构 3077 个。基层医疗卫生机构床位数 152.9 万张，专业公共卫生机构床位数 26.3 万张，分别占全国总床位数的 19.3%和 3.3%。2017 年基层医疗卫生机构卫生人员 382.6 万人（占 32.6%），专业公共卫生机构卫生人员 87.2 万人（占 7.3%），每万人口专业公共卫生机构人员 6.28 人。[①]

"非典"疫情暴发之前，我国还没有卫生应急机构或部门，一旦出现突发事件，往往通过临时动员，兵来将挡，水来土掩。"非典"引发政府对突发公共卫生事件的高度重视，当时作出的

---

① 《2017 年我国卫生健康事业发展统计公报》，国家卫健委，http://www.nhc.gov.cn，访问时间：2020 年 4 月 10 日。

一项总结就是"信息不通，时间滞后"。2003 年 5 月，国务院颁布实施《突发公共卫生事件应急条例》，同年 11 月，原国家卫生部出台《突发公共卫生事件与传染病疫情监测信息报告管理办法》。随后，中国用数年时间建立了世界上规模最大的传染病疫情突发公共卫生事件网络直报系统。在这个系统中，全国 100%县级以上疾病预防控制机构、98%县级以上医疗机构、94%基层医疗卫生机构实现了法定传染病实时网络直报，平均报告时间由直报前的 5 天缩短为 4 个小时。

（二）公共卫生立法已初具规模

1989 年我国《传染病防治法》的颁布实施，标志着公共卫生法制建设进入了一个新的时期。此后，我国陆续制定和颁布了《红十字会法》《母婴保健法》《食品卫生法》等公共卫生法律。国务院发布或批准的法规有 30 余条，包括：《公共场所卫生管理条例》《血液制品管理条例》《传染病防治法实施办法》《学校卫生工作条例》《突发公共卫生事件处理条例》等；以及国家卫生健康委（原卫生部、国家卫生计生委）颁布了 400 多个规章和 2000 余个卫生标准，内容涉及食品、灾害医疗救援、核事故医学应急、食物中毒、职业危害事故的预防等等。使我国公共卫生立法初具规模，为我国公共卫生法制建设奠定了坚实的基础。"非典"疫情发生后，我国卫生系统"重医疗、轻预防"的观念也开始发生转变。2004 年，《传染病防治法》在出台 15 年后迎来首次修订，传染病种类由 34 种增加至 39 种。对于及时报告疫情，其中增加规定，未依法履行传染病疫情通报、报告或者公布职责，或者隐瞒、谎报、缓报传染病疫情的机构及个人，将受到通报批评、行政处分，甚至追究刑事责任。

（三）公共卫生筹资保障机制逐步完善

我国公共卫生筹资机制是政府对公共卫生进行投入并直接提供服务，2017 年全国卫生总费用为 52598.8 亿元，占 GDP 的比重为 6.2%，其中政府支出 15205 亿元，占卫生总费用的 28.9%。[①] 基本公共卫生服务项目和重大公共卫生服务项目，所需经费主要由政府预算安排，有明确的补助标准，并随社会经济发展不断提高，明确了政府在基本公共卫生服务方面的筹资责任，为项目实施提供了保障条件。近年来，各级政府积极探索以购买的形式提供基本公共卫生服务，2014 年底，财政部印发的《关于购买服务管理办法（暂行）的通知》中将医疗卫生纳入政府购买服务指导性目录。2015 年 1 月，国家卫生计生委发布《关于开展政府购买公共服务试点工作的通知》，要求每省选择 3—5 个城市或地区开展政府购买公共服务试点工作，取得经验后逐步扩大试点范围。农村妇女乳腺癌、宫颈癌筛查等七大类项目列入首批试点项目目录。

[①] 《2017 年我国卫生健康事业发展统计公报》，国家卫健委，http://www.nhc.gov.cn，访问时间：2020 年 4 月 10 日。

（四）公共卫生管理水平不断提高

公共卫生管理体系的构建和完善离不开社会经济的整体发展以及政府对相关工作的关注与重视。我国社会经济体制改革实施之后，不仅针对公共卫生管理模式进行了革新和突破，就整体公共卫生管理体系也进行了优化和完善，使其向着科学化和规范化发展，随着社会经济发展水平显著提升，面对越来越严峻的现实需求，国家对公共卫生管理模式的改革创新提出了具体的政策制度要求，也在社会资源的分配中给予了相应倾斜。与以往相比，我国社会公共卫生管理水平有了明显提高，公共卫生与公众之间的距离越来越近。

"非典"疫情发生之后，经过10余年的不懈努力，我国卫生应急能力不断提升。在应对历次重大突发公共卫生事件和突发事件紧急医学救援中，初步建立起具有中国特色的卫生应急体系。尽管我国在2009年、2013年先后遇到甲型H1N1流感、甲型H7N9禽流感流行，但最后都把疫情处置在可控范围内。很多呼吸道传染病，以及甲、乙类别的大部分传染病都会伴有发热症状，国家开始强调传染病预检分诊、发热门诊的建设。当有疫情发生时，疫情所在地的卫生行政部门派专业人员进行流行病学调查，了解病人的接触史，追溯感染源。这些都为快速进行疫情的防控奠定了基础。

第三节　应对突发重大公共卫生事件的经验

无论是 20 世纪 80 年代的上海甲肝疫情，还是 21 世纪初的"非典"疫情，都在党中央的正确领导下，最终战胜了疫情，恢复了正常的经济社会生活秩序。总结改革开放新时期重大疫情的防治经验，对于中国特色社会主义新时代防治重大疫情有着重要的启示作用。

一、党中央的正确决策和统一指挥

充分、准确的信息是保证在应对危机时作出正确决策的前提，任何对信息的隐瞒、遗漏和阻断都会导致错误的应对决策。随着疫情的逐渐发展，最高决策层获得的来自各方面的信息越来越充分，因而能够最终作出正确的决策。决策层对危机的充分认识前提下的正确决策是有效应对危机的关键，党中央已经认识到了疫情的威胁，开始全力以赴加以应对。

发生了全国性的突发事件，做到"全国一盘棋"是我国社会主义制度优势的集中表现。对突发事件的应对要投入大量人力物力，动员多方面的力量，很多行动单位平时可能是根本不相干的，因此这时各部门的统一协调变得非常重要。在防治"非典"疫情中，2003 年 4 月 23 日，党中央决定成立国务院防治非典型肺炎指挥部，统一指挥、协调全国非典型肺炎的防治工作。后来的一个多月内，全国各省区市的非典型肺炎得到有效的遏制，与统一的指挥是分不开的。当然也应该看到，由于指挥机构是临时成立的，因而在此之前没有充分的准备，缺乏专门的紧急应对经验，各方面的行动仍存在协调上的问题，也在一定程度上影响了应对的效果。

二、有效的信息沟通

有效的沟通在应对突发事件的行动中起着十分重要的作用，包括管理层与公众的沟通，各行动单位之间的横向沟通和上下级之间的纵向沟通。在防治"非典"疫情过程中，为确保上下级之间的纵向沟通渠道的通畅，时任中共中央总书记、国家主席、中央军委主席胡锦涛，国务院总理温家宝多次作出重要批示，明确要求如实上报疫情，绝不允许缓报、瞒报、漏报。对因工作不力，不能准确掌握疫情或有意隐瞒疫情的，要严肃追究地方和部门负责人的责任。为了防止缓报、虚报、瞒报和漏报，国务院还先后派出几批督查组到各地监督检查，各地也有不少干部受到处理。这些措施无疑对保证纵向信息沟通起到了重要的作用。在"非典"疫情防治起初，不同部门和行动单位之间的横向信息沟通不够通畅，影响了应对行动的效果。如北京地区的市、区、县属医院，卫生部、教育部所属医院和军队、武警所属医院等不同系统之间缺乏有效联系，信息互不沟通，使得北京市没有全面准确统计数字。后来及时采取了措施，对包括军队在内的医院采取属地管理原则，加强了横向的信息沟通。影响信息沟通的一个重要原因是预先准备不足，没有事先对全国的疫情统计和报告制定统一的数据收集、汇总和报告制度。

防治"非典"时，为了加强与公众的信息沟通，国务院决定，从 4 月 21 日开始，将原来 5 天公布一次改为每天公布一次，公布的数字包括确诊病人数字和疑似病人数字。这项措施使广大人民群众可以随时了解疫情的发展动态，共同参与和支持应对行动。但在与公众的信息沟通方面仍然存在一些问题，如天津、河北承德、浙江等地先后出现了由病人救治、医院设立等原因引起的居民骚乱现象，表明政府部门在应对行动中与公众的沟通还有许多应该改进的地方。沟通方面的各种问题与很多因素有关，如信息网络的不健全，规则、制度的不完善或不明确，有关人员平时缺乏应有的技能训练等。

三、公众支持与全社会行动

对公共突发事件的应对当然首先是政府的职责，但完全依靠政府的力量显然是不够的，必须将全社会的力量都调动起来，鼓励公众的广泛参与。在应对非典型肺炎中，由于我国公众以前没有过相应的预备和训练，缺乏政府的有效引导，参与的渠道不多等原因，致使公众的参与程度有限。尽管如此，公众的支持还是起到了重要的作用。社区的一些基层自治性组织在应对非典型肺炎中发挥了重要作用，如很多街道的居民委员会承担了发放消毒剂、为居民检测体温等任务。有些居民委员会在社区的入口处设专人监督过往的行人，防止携带"非典"病毒的陌生人进入。如在河北省保定市，居民委员会在街区设置检测站，每个志愿者负责检查 10 个家庭，重点检查刚刚从非典型肺炎高发区回来的民工和有非典型肺炎症状的人，防止病毒的扩散。在这些社区的自发行动中，志愿者成为行动的主体。有的研究者指出，校园和村落的抗"非典"集体行动，都是以民众自己组织自己、自己调适自己适应能力为基础的行动，与政府的决策相配合，使校园和村庄成了抗击"非典"的安全墙。之所以如此，其根源就在于民间社会的集体"自组织"行动。这种集体自组织行动是民间社会的力量所在，是支持中国社会的底部力量。

　　一些正式的民间组织在应对疫情中也发挥了积极的作用，如中华慈善总会、中国社会工作联合会等十多家民间组织联合发出了致全国社会公益组织、社区组织和广大志愿者奉献爱心抗击"非典"的倡议书。中国红十字会、中国妇女发展基金会等民间组织也发起了向一线医务人员、贫困患者家属的援助活动。一些慈善机构在募集社会各界的捐助中起到了中介的作用，为应对非典型肺炎提供了资金上的有力支持。但目前我国民间能够独立开展捐助活动的机构仍然很有限，只有中国红十字总会、中华慈善总会等。企业也对抗击非典型肺炎给予了很大的支持，尤其在资金捐助方面。志愿者积极参与了抗击"非典"行动。很多地区的志愿者参加了预防"非典"知识和有关法律的宣传，举办系列讲座，为市民提供咨询服务，搞好环境的清洁卫生，协助维持秩序，发放卫生保健宣传资料，深入到机场、火车站、码头、公路客运站等交通道口检查站为往来人员测量体温，慰问抗击"非典"一线工作者等。一些医学类的院校组织了抗击"非典"志愿者应急服务队提供紧急服务。还有一些志愿者通过参加献血支持抗击"非典"。

由于党中央的正确决策和信息沟通渠道的通畅，国家各部委、各系统、各级地方政府、各企事业单位及公众都参与到非典型肺炎危机的应对行动之中，各部委纷纷发出紧急通知、公告，作出各项决定，采取各种措施来控制疾病的蔓延，消除涟漪效应产生的影响；新闻媒体大量报道有关疾病防治的知识；普通民众也加强了自身的防范。在4月17日以后的两周内，有超过20个部门加入了非典型肺炎的应对行动。众多系统和部门的参与表明，应对突发事件需要社会多方面的支持，而不是单靠某个部门就可以解决的，有效的应对机制必须具有很强的社会力量的发动和协调功能，这需要法规、制度、专门机构等方面的支持才能实现。

第六章

2020 年新冠肺炎重大疫情的应对

党的十八大以来，以习近平同志为核心的党中央锐意改革、不断进取，开创了中国特色社会主义新时代。中国特色社会主义新时代的主要矛盾，已经转化为人民日益增长的美好生活需要和不平衡不充分的发展之间的矛盾。为了满足人民日益增长的美好生活的需要，必须防范社会的风险与挑战。2018年1月，习近平总书记在学习贯彻党的十九大精神研讨班开班式上发表重要讲话，提出了要增强忧患意识、防范重大风险的问题，他列举了16个重大风险挑战，其中就包括要防范出现2003年"非典"疫情那样的全国重大公共卫生事件的挑战。2020年1月开始蔓延的新冠肺炎疫情，是新中国成立以来面临的传播速度最快、感染范围最广、防控难度最大的一次重大突发公共卫生事件的挑战。

第一节　新冠肺炎疫情及中央的决策

新冠肺炎疫情是新中国成立以来发生的传播速度最快、感染范围最广、防控难度最大的一次重大突发公共卫生事件，对中国是一次危机，也是一次大考。中国共产党和中国政府高度重视、迅速行动，习近平总书记亲自指挥、亲自部署，统揽全局、果断决策，为中国人民抗击疫情坚定了信心、凝聚了力量、指明了方向。在中国共产党领导下，全国上下打响抗击疫情的人民战争、总体战、阻击战。

一、突如其来的重大疫情

2019 年 12 月 27 日，湖北省中西医结合医院向武汉市江汉区疾控中心报告不明原因肺炎病例。武汉市组织专家从病情、治疗转归、流行病学调查、实验室初步检测等方面情况分析，认为上述病例系病毒性肺炎。2019 年 12 月 30 日，武汉市卫生健康委向辖区医疗机构发布《关于做好不明原因肺炎救治工作的紧急通知》。国家卫生健康委获悉有关信息后立即组织研究，迅速开展行动；31 日，国家卫生健康委作出安排部署，派出工作组、专家组赶赴武汉市，指导做好疫情处置工作，开展现场调查。当日起，武汉市卫生健康委依法发布疫情信息。

2020 年 1 月 1 日，国家卫生健康委成立疫情应对处置领导小组。1 月 2 日，国家卫生健康委制定《不明原因的病毒性肺炎防控"三早"方案》；中国疾控中心、中国医学科学院收到湖北省送检的第一批 4 例病例标本，即开展病原鉴定。1 月 3 日，武汉市卫生健康委在官方网站发布《关于不明原因的病毒性肺炎情况通报》，共发现 44 例不明原因的病毒性肺炎病例。国家卫生健康委组织中国疾控中心等 4 家科研单位对病例样本进行实验室平行检测，进一步开展病原鉴定。当日起，中国有关方面定期向世界卫生组织、有关国家和地区组织以及中国港澳台地区及时主动通报疫情信息。1月8日，国家卫生健康委专家评估组初步确认新冠病毒为疫情病原。1月10日，中国疾控中心、中国科学院武汉病毒研究所等专业机构初步研发出检测试剂盒，武汉市立即组织对在院收治的所有相关病例进行排查。国家卫生健康委、中国疾控中心负责人分别与世界卫生组织负责人就疫情应对处置工作通话，交流有关信息。1月20日，国家卫生健康委组织召开记者会，高级别专家组通报新冠病毒已出现人传人现象。中共中央总书记、国家主席、中央军委主席习近平对新型冠状病毒感染的肺炎疫情作出重要指示，指出要把人民生命安全和身体健康放在第一位，坚决遏制疫情蔓延势头；强调要及时发布疫情信息，深化国际合作。国务院总理李克强主持召开国务院常务会议，进一步部署疫情防控工作，并根据《中华人民共和国传染病防治法》将新冠肺炎纳入乙类传染病，采取甲类传染病管理措施。国务院联防联控机制召开电视电话会议，部署全国疫情防控工作。1月23日凌晨2时许，武汉市疫情防控指挥部发布1号通告，23日10时起机场、火车站离汉通道暂时关闭。交通运输部发出紧急通知，全国暂停进入武汉市道路、水路客运班线发班。国家卫生健康委等6部门发布《关于严格预防通过交通工具传播新型冠状病毒感染的肺炎的通知》。1月23日至29日，全国各省份陆续启动重大突发公共卫生事件省级一级应急响应。1月25日，中共中央成立应对疫情工作领导小组，在中央政治局常务委员会领导下开展新型冠状病毒感染的肺炎疫情防控工作，全面升级防控响应级别。1 月 27 日，受中共中央总书记习近平委托，中共中央政治局常委、国务院总理、中央应对疫情工作领导小组组长李克强到湖北武汉考察指导新型冠状病毒感染肺炎疫情防控工作。

截至 2020 年 5 月 31 日 24 时，31 个省、自治区、直辖市和新疆生产建设兵团累计报告确诊病例 83017 例，累计治愈出院病例 78307 例，累计死亡病例 4634 例，治愈率 94.3%，病亡率 5.6%。[①]新冠肺炎不仅给中国造成了巨大的损失，而且还在世界上其他的国家大流行，威胁着世界的经济和人民的生命健康。新型冠状病毒肺炎（Corona Virus Disease 2019, COVID—19），简称"新冠肺炎"，是指 2019 新型冠状病毒感染导致的肺炎。2020 年 2 月 11 日，世界卫生组织总干事谭德塞在瑞士日内瓦宣布，将新型冠状病毒感染的肺炎命名为"COVID—19"。新冠肺炎实际是一种自限性疾病。绝大部分患者，包括重症及危重症患者，经过各种氧疗、对症治疗和免疫调节治疗以后，均可以顺利出院。新型冠状病毒感染的肺炎患者的临床以发热、乏力、干咳为主要表现，鼻塞、流涕等上呼吸道症状少见，会出现缺氧低氧状态。约半数患者在一周后出现呼吸困难，严重者快速

---

① 中华人民共和国国务院新闻办公室：《抗击新冠肺炎疫情的中国行动》，人民出版社 2020 年版，第 3—4 页。

进展为急性呼吸窘迫综合征、脓毒症休克、难以纠正的代谢性酸中毒和出凝血功能障碍。重症、危重症患者病程中可为中低热，甚至无明显发热。部分患者起病症状轻微，可无发热，多在一周后恢复。多数患者预后良好，少数患者病情危重，甚至死亡。新冠肺炎传播途径主要为直接传播、接触传播。直接传播是指患者打喷嚏、咳嗽、说话的飞沫，呼出的气体近距离直接吸入导致的感染；接触传播是指飞沫沉积在物品表面，接触污染手后，再接触口腔、鼻腔、眼睛等黏膜，导致感染。此外在特定的场所，例如医疗机构，病毒还存在气溶胶传播的可能。2020 年 2 月，国家卫健委 1 号公告将新型冠状病毒感染的肺炎纳入《中华人民共和国传染病防治法》规定的乙类传染病，并采取甲类传染病的预防、控制措施。[①]

二、党中央的果断决策

新型冠状病毒肺炎疫情发生以来，习近平总书记亲自指挥部署，多次召开会议，并作出重要指示，要求把人民群众生命安全和身体健康放在第一位，把疫情防控工作作为当前最重要的工作来抓。习近平总书记密集的防疫日程，体现了习近平总书记的人民情怀，更反映了中国共产党一切为了人民群众的价值追求，饱

[①] 《新型冠状病毒感染的肺炎纳入法定传染病管理》，国家卫健委，http://www.nhc.gov.cn，访问时间：2020 年 4 月 10 日。

含了关注与关切、责任与担当。

2020年1月7日，习近平总书记主持召开中央政治局常务委员会会议对新型冠状病毒感染的肺炎疫情作出重要指示。1月20日，习近平总书记专门就疫情防控工作作出批示，要求各级党委和政府及有关部门要把人民群众生命安全和身体健康放在第一位，制定周密方案，组织各方力量开展防控，采取切实有效的措施，坚决遏制疫情蔓延势头。1月22日，习近平总书记明确指示湖北省要对人员外流实施全面严格的管控。1月25日，习近平总书记主持召开中央政治局常务委员会会议，对疫情防控特别是患者治疗工作进行再研究、再部署、再动员，并决定成立中央应对疫情工作领导小组。习近平总书记在这次会议特别提出了要全力以赴地救治患者，按照"集中患者、集中专家、集中资源、集中救治"的原则，将重症病例集中到综合力量强的定点医疗机构进行救治，及时收治所有确诊病人。会议还要求在疫情防控中要及时准确、公开透明地发布疫情，回应境内外的关切。1月27日，习近平总书记对各级党组织和广大党员干部作出重要指示，强调全面贯彻坚定信心、同舟共济、科学防治、精准施策的要求，让党旗在防控疫情斗争第一线高高飘扬。1月28日，习近平总书记会见世界卫生组织总干事谭德塞时发表重要讲话，强调人民群众生命安全和身体健康始终是第一位的，疫情防控是当前最重要的工作。习近平总书记指出，疫情是魔鬼，我们不能让魔鬼藏匿。习近平总书记指出，在中国共产党的坚强领导下，充分发挥中国特色社会主义的制度优势，紧紧依靠人民群众，坚定信心、同舟共济、科学防治、精准施策，我们完全有能力、有信心打赢这场疫情防控的阻击战。1月29日，习近平总书记对军队做好新冠肺炎疫情防控工作作出重要指示，强调全军要在党中央和中央军委的统一指挥下，牢记人民军队宗旨，闻令而动，勇挑重担，积极支援地方疫情防控。习近平总书记指出，军队承担武汉火神山医院医疗救治任务是党和人民的高度信任，要不负重托，不辱使命。2月2日，习近平总书记批准军队抽组1400名医护人员承担武汉火神山医院医疗救治任务。

2月3日，习近平总书记主持召开中央政治局常务委员会会议，指出疫情防控要坚持全国一盘棋。各级党委和政府必须坚决服从党中央的统一指挥、统一协调、统一调度，做到令行禁止。各地区各部门必须增强大局意识和全局观念，坚决服从中央应对疫情工作领导小组及国务院联防联控机制的指挥。会议强调，要着力做好重点地区疫情防控工作，湖北省特别是武汉市仍然是全国疫情防控的重中之重，要进一步完善和加强防控，严格落实早发现、早报告、早隔离、早治疗的措施，加强疫情的监测，集中救治患者，对所有密切接触人员采取居家医学观察，完善和强化防止疫情向外扩散的措施。2月5日，习近平总书记主持召开中央全面依法治国委员会第三次会议，强调全面提高依法防控、依法治理能力，为疫情防控工作提供有力法治保障。习近平总书记指出，当前疫情防控正处于关键期，依法科学有序的防控至关重要。疫情防控越是到最吃劲的时候，越是要坚持依法防控，在法治的轨道上统筹推进各项防控工作，保障疫情防控工作的顺利展开。2月10日，习近平总书记在北京市调研指导新型冠状病毒肺炎疫情防控工作，强调以更坚定的信心、更顽强的意志、更果断的措施，紧紧依靠人民群众，坚决把疫情扩散蔓延势头遏制住，坚决打赢疫情防控的人民战争、总体战、阻击战。习近平总书记指出，湖北和武汉是疫情防控的重中之重，是打赢疫情防控阻击战的决胜之地。武汉胜则湖北胜，湖北胜则全国胜。要采取更大的力度、更果断的措施将疫情扩散蔓延的势头遏制住。一是要坚决做到应收尽收。控制源头，切断传播途径，是传染病防控的治本之策。二是要全力做好救治工作。要按照集中患者、集中专家、集中资源、集中救治的原则，不断优化诊疗方案，坚持中西医结合，加快科研攻关力度，加快筛选研发具有较好临床疗效的药物。三是全面加强社会管控。要加强社会治理，妥善处理疫情防控中可能出现的问题，把生活保障、医疗救治、心理干预工作做到位，维护社会大局稳定。四是加强舆论的引导工作。要及时发布权威信息，公开透明回应群众关切，增强舆论引导的针对性和有效性。五是加强疫情防控工作的统一指挥，中央应对疫情工作领导小组要全面落实中央要求，突出抓好重点地区的疫情防控，国务院联防联控机制要加强协调高度，优先保障武汉等重点地区的疫情防控工作。

2月12日，习近平总书记主持召开中央政治局常务委员会会议，并发表重要讲话。会议分析新冠肺炎疫情形势研究加强防控工作，强调疫情防控工作到了最吃劲的关键阶段，要毫不放松做好疫情防控重点工作，加强疫情特别严重或风险较大地区的防控。会议指出，要围绕提高收治率和治愈率，降低感染率和病亡率，抓好疫情防控的重点环节。要加快疑似病例的检测速度，做到应收尽收、应治尽治，提高收治率。会议强调，全国的19个省市对口支援湖北省武汉以外的地市要责任包干、落细落实。2月13日，习近平总书记批准军队增派2600名医护人员支援武汉抗击新冠肺炎疫情。2月14日，习近平总书记主持召开中央全面深化改革委员会第十二次会议，强调这次抗击新冠肺炎疫情，是对国家治理体系和治理能力的一次大考，从体制机制上创新和完善重大疫情防控举措，健全国家公共卫生应急管理体系，提高应对突发重大公共卫生事件的能力水平。2月19日，习近平总书记就关心爱护参与疫情防控工作的医务人员专门作出重要指示，强调医务人员是战胜疫情的中坚力量，务必高度重视对他们的保护、关心、爱护，从各个方面提供支持保障，使他们始终保持强大战斗力、昂扬斗志、旺盛精力，持续健康投入战胜疫情斗争。

2月23日，习近平总书记主持召开统筹新冠肺炎疫情防控和经济社会发展部署工作的电视电话会议，强调坚定必胜信念，不获全胜决不轻言成功。在全面总结前一阶段疫情防控工作的基础上，习近平总书记对疫情防控的重点工作作了安排部署：第一，坚决打好湖北保卫战、武汉保卫战；第二，全力做好北京疫情防控工作；第三，科学调配医疗力量和重要物资；第四，加快科技研发攻关；第五，扩大国际和地区合作；第六，提高新闻舆论工作的有效性；第七，切实维护社会稳定。关于统筹疫情防控与经济社会发展工作，习近平总书记强调：第一，落实分区分级精准复工复产；第二，加快宏观政策的调节力度；第三，全面强化稳就业的举措；第四，坚决完成脱贫攻坚任务；第五，推动企业复工复产；第六，抓好春季农业生产；第七，切实保障基本民生；第八，稳住外贸外资基本盘。2月26日，习近平总书记主持召开中央政治局常务委员会会议，强调各级党委和政府要统筹推进新冠肺炎疫情防控和经济社会发展工作，准确分析把握疫情和经济社会发展形势，紧紧抓住主要矛盾和矛盾的主要方面，确保打赢疫情防控的人民战争、总体战、阻击战。

3月2日，习近平总书记在北京考察新冠肺炎防控科研攻关工作，强调要把新冠肺炎防控科研攻关作为一项重大而紧迫的任务，综合多学科力量，统一领导、协同推进，在坚持科学性、确保安全性的基础上加快研发进度，尽快攻克疫情防控的重点难点问题，为打赢疫情防控人民战争、总体战、阻击战提供强大科技支撑。3月4日，习近平总书记主持召开中共中央政治局常务委员会会议，强调要清醒认识当前疫情防控和经济社会发展形势的复杂性，增强统筹抓好各项工作的责任感和紧迫感。湖北和武汉疫情防控任务依然艰巨繁重，其他地区人员流动和聚集增加带来的疫情传播风险在加大，加强疫情防控必须慎终如始，对疫情的警惕性不能降低，防控要求不能降低，继续抓紧抓实抓细。要抓紧推进经济社会发展各项工作，精准有序扎实推动复工复产，实现人财物有序流动、产供销有机衔接、内外贸有效贯通，把疫情造成的损失降到最低限度。各级党委和政府要贯彻党中央决策部署，做好统筹推进疫情防控和经济社会发展各项工作。要坚持实事求是、一切从实际出发，坚决防止形式主义、官僚主义。

3月10日，习近平总书记赴湖北省武汉市考察新冠肺炎疫情防控工作，强调湖北和武汉是这次疫情防控斗争的重中之重和决胜之地，经过艰苦努力，湖北和武汉疫情防控形势发生积极向好变化，取得阶段性重要成果，但疫情防控任务依然艰巨繁重。越是在这个时候，越是要保持头脑清醒，越是要慎终如始，越是要再接再厉、善作善成，继续把疫情防控作为当前头等大事和最重要的工作，不麻痹、不厌战、不松劲，毫不放松抓紧抓实抓细各项防控工作，坚决打赢湖北保卫战、武汉保卫战。习近平总书记指出，民生稳，人心就稳，社会就稳。湖北和武汉等疫情严重地方的群众自我隔离了这么长时间，有些情绪宣泄，要理解、宽容、包容，继续加大各方面工作力度。要充分考虑群众基本生活需求，密切监测市场供需和价格动态，保障米面粮油、肉禽蛋奶等生活必需品供应。这次新冠肺炎疫情防控，是对治理体系和治理能力的一次大考，既有经验，也有教训。要放眼长远，总结经验教训，加快补齐治理体系的短板和弱项，为保障人民生命安全和身体健康筑牢制度防线。要着力完善城市治理体系和城乡基层治理体系，树立"全周期管理"意识，努力探索超大城市现代化治理新路子。

3月18日，习近平总书记主持中共中央政治局常务委员会会议，分析国内外新冠肺炎疫情防控和经济形势，研究部署统筹抓好疫情防控和经济社会发展重点工作。习近平总书记指出，在全国上下和广大人民群众共同努力下，全国疫情防控形势持续向好、生产生活秩序加快恢复的态势不断巩固和拓展，统筹推进疫情防控和经济社会发展工作取得积极成效。同时，我们也面临着不少新情况新问题，特别是境外疫情扩散蔓延及其对世界经济产生不利影响，也给我国疫情防控和经济发展带来新的挑战。要准确把握国内外疫情防控和经济形势的阶段性变化，因时因势调整工作着力点和应对举措，确保打赢疫情防控的人民战争、总体战、阻击战，确保实现决胜全面建成小康社会、决战脱贫攻坚目标任务。习近平总书记强调，要科学精准做好重点地区疫情防控工作。湖北省和武汉市要慎终如始、一鼓作气，坚决打赢湖北保卫战、武汉保卫战。要继续加强医疗救治，将重症患者向高水平定点医院集中，努力提高治愈率、降低病亡率。要完善社区防控措施，有序扩展无疫社区居民活动空间。武汉市要逐步推进复工复产，湖北省其他地区要稳妥有序解除管控措施。湖北省要同有关省份主动对接，做好"点对点、一站式"输送返岗、外地滞留在鄂人员返乡等工作，人员流入地要落实属地责任。要加强人文关怀，组织开展心理疏导，稳妥做好疫情善后工作，防范化解社会矛盾。要突出抓好北京等其他重点地区疫情防控，优化防控策略，落实防控举措，增强针对性和有效性。

第二节　组织动员疫情防控人民战争

新冠肺炎疫情发生后，在习近平总书记和党中央的正确领导下，各级党委政府和有关部门贯彻党中央关于疫情防控的部署，以顽强的意志，采取了坚强的措施，坚决打赢疫情防控的人民战争、总体战、阻击战。

一、各地紧急启动一级响应

根据《中华人民共和国突发事件应对法》和《国家突发公共事件总体应急预案》，将突发事件分为自然灾害、事故灾难、公共卫生事件和社会安全事件四类，新冠肺炎疫情属于公共卫生事件。按照事件的性质、严重程度、可控性和影响范围等因素，将突发事件等级分为一级（特别重大）、二级（重大）、三级（较大）和四级（一般）四个级别。《中华人民共和国传染病防治法》和《突发公共卫生事件应急条例》规定，各级人民政府在制定突发公共事件应急预案的过程中，要对突发公共卫生事件进行分级，并制订相应的应急工作方案。《国家突发公共卫生事件应急预案》规定，发生突发公共卫生事件时，事发地的县级、市（地）级、省级人民政府及其有关部门按照分级响应的原则，作出相应级别应急反应。同时，要根据不同类别突发公共卫生事件的性质和特点，注重分析事件的发展趋势，对事态和影响不断扩大的事件，应及时提升反应级别；对范围局限、不会进一步扩散的事件，应相应降低反应级别。

新冠肺炎疫情发生后，国家及时启动了一级（特别重大）突发公共卫生事件应急响应，各地区成立了党政主要负责同志挂帅的领导小组，启动了重大突发公共卫生事件一级响应。坚决服从党中央统一指挥、统一协调、统一调度，做到令行禁止。1月23日，广东、浙江、湖南三省启动了重大突发公共卫生事件一级响应；1月24日，湖北、天津、安徽、北京、上海、重庆、四川、云南、江西、福建、贵州、广西、山东、河北等省市启动了重大突发公共卫生事件一级响应；1月25日，江苏、海南、新疆、河南、黑龙江、甘肃、辽宁、山西、陕西、青海、吉林、宁夏、内蒙古等省区启动了重大突发公共卫生事件一级响应；1 月 29 日，西藏自治区启动了重大突发公共卫生事件一级响应。至此，全国大陆 31 个省、自治区、直辖市全部启动了重大突发公共卫生事件一级响应。全国大陆的省、自治区、直辖市全部启动重大突发公共卫生事件一级响应，这在新中国成立后从来没有过的，可见各地政府的反应比较迅速，同时也说明了新冠肺炎疫情是前所未有的严重程度。

二、全国"一盘棋"驰援湖北

疫情防控，全国是一盘大棋，湖北和武汉是重中之重，是打赢疫情防控阻击战的决胜之地。疫情发生以来，湖北多地确诊人数也不断增加、持续高位，医疗资源缺乏，救援物资告急。全国特别是湖北省的确诊病人在不断地上升，1 月 21 日当天全国新增确诊病例 149 例，其中湖北省 105 例，新增死亡病例 3 例，全部来自湖北省，全国累计确诊病例 440 例，其中湖北省 375 例；1 月 22 日当天全国新增确诊病例 113 例，新增死亡病例 8 例（均来自湖北省），全国累计确诊病例 571 例。除此之外，每天还有大量的疑似病例出现。①

---

① 《1 月 23 日新型冠状病毒感染的肺炎疫情情况》，国家卫健委，http://www.nhc.gov.cn，访问时间：2020 年 4 月 10 日。

从 1 月下旬开始，国家医疗队驰援武汉。2 月 10 日，在疫情防控的关键时刻，党中央紧急部署，充分考虑疫情现状、人力资源储备及受援地市医疗资源缺口等情况，建立省际对口支援湖北省除武汉以外地市新冠肺炎医疗救治工作机制，统筹安排 19 个省份对口支援湖北省 16 个市州及县级市。确定以下对口支援关系：重庆市、黑龙江省支援孝感市，山东省、湖南省支援黄冈市，江西省支援随州市，广东省、海南省支援荆州市，辽宁省、宁夏回族自治区支援襄阳市，江苏省支援黄石市，福建省支援宜昌市，内蒙古自治区、浙江省支援荆门市，山西省支援仙桃、天门、潜江 3 个县级市，贵州省支援鄂州市，云南省支援咸宁市，广西壮族自治区支援十堰市，天津市支援恩施土家族苗族自治州，河北省支援神农架林区。从除夕夜星夜驰援，到元宵节紧急集结，截止到 3 月 8 日，全国各省区市援助武汉和湖北的医疗队已经达到了 346 支、4.26 万人，重症专业的医务人员达到 1.9 万人。① 一方有难、八方支援的图景令人动容。新冠肺炎疫情发生后，全国各级财政安排疫情防控资金超过千亿元；工信部立即安排中央医药储备紧急调用，全力保障医疗资源供应；国家发改委等部门建立重点医疗物资国家临时收储制度；海关部署为疫情防控物质入境开辟"绿色通道"……各部委全力调配，各省区市

---

① 《白衣执甲出征》，国家卫健委，http://www.nhc.gov.cn，访问时间：2020 年 4 月 10 日。

伸出援手，全国"一盘棋"的力量不断汇聚。

新冠肺炎疫情发生后，习近平总书记专门就军队做好疫情防控工作作出重要指示，强调全军要在党中央和中央军委统一指挥下，牢记人民军队宗旨，闻令而动，勇挑重担，敢打硬仗，积极支援地方疫情防控。疫情就是命令，防控就是责任。中央军委迅速启动应急机制，成立应对新型冠状病毒感染肺炎疫情工作领导小组，建立军队应对突发公共卫生事件联防联控工作机制，对疫情防控和支援地方工作多次进行研究部署。积极参加国务院应对疫情联防联控机制工作，派人参加中央赴湖北指导组，并组成军队前方指挥协调组，加强军地协同和军队医疗力量一线指导。全军部队迅速投入疫情防控行动，勇当人民生命安全和身体健康的保护神和捍卫者，与全国人民风雨同舟、共克时艰，积极发挥先锋队、突击队作用，坚决打赢疫情防控的人民战争、总体战、阻击战。

全军上下闻令而动，采取航空、铁路、公路投送方式，组织军队医疗力量迅速支援武汉。从 1 月 24 日除夕夜开始，军队先后派出 3 批共 4000 多名医护人员驰援武汉，形成了前方指导组、联勤保障部队、一线医护人员的支援力量体系。1 月 24 日晚，军队抽调 450 名医护人员星夜启程、奔赴武汉。2 月 2 日，军队再次抽组 950 名医护人员，与前期抽调的 450 名医护人员统一编组，承担武汉火神山医院医疗救治任务。2 月 13 日，军队增派

2600名医护人员支援武汉抗击疫情。

军队医疗系统有着光荣历史和优良传统，在抗击"非典"、援非抗击埃博拉、抢险救灾中都发挥了重要作用。在疫情面前，新时代军队医护人员继承发扬救死扶伤、服务人民的红色基因，坚持军地协作、科学防治、精准救治，着力提高收治率和治愈率，全力以赴投入医疗救治工作。中部战区总医院等驻湖北地区4所军队医院一直坚守在疫情防治一线。全军63所定点收治医院开设收治床位近3000张，1万余名医护人员投入一线救治。截至3月1日，武汉火神山、泰康同济、妇幼光谷等3所医院集中收治地方重症患者3467人，治愈689人。全军定点收治医院和军队支援湖北医疗队累计收治新冠肺炎患者4450例，已治愈出院1000例。在坚持科学救治的同时，全军医护人员注重加强自身防护，保持"零感染"。军队还组织一线专家及时总结救治经验，不断优化诊疗方案，着力提升救治水平。

军队应对突发公共卫生事件联防联控工作机制向武汉紧急调拨40万个医用口罩，配发8000套防护服、50套正压防护头罩、2套负压运输隔离舱，保障医疗救治急需。空军出动30架次运输机，向武汉紧急空运军队医疗力量和物资。截至3月1日，中部战区派出130台运输车、260人，担负支援武汉市生活物资运输任务，累计出动5667人次、车辆2500多台次，运送群众生活必需品 8500 多吨，防护物资器材 23600 多件（套）；出动直升机 4 架次，转运医疗物资 6.5 吨。28 个省军区（警备区）每天出动民兵约 20 万人，配合地方完成外来人员管理、场所消毒、物资运输、防疫宣传等任务。①

军队坚持以有效应对重大公共卫生事件为目标，以人民生命健康为根本，以检测溯源、防控救治、药物研发为主要内容，集中力量、迅即行动，加强产、学、研、用一体推进，展开疫情防控应急科研攻关。军队单位先后牵头承担国家科技部多项应急科研攻关项目，并派出军事医学专家组赴武汉开展科研攻关和防控指导。军事科学院军事医学研究院联合地方共同研制的新冠病毒核酸检测试剂盒，1 月 28 日通过国家药品监督管理局应急审批，获得医疗器械注册证书；研制的抗体快速检测试剂盒 3 月 1 日通过军队生产注册审评，并投入临床应用。解放军总医院第五医学中心开展中西医结合治疗新冠肺炎，初步研究表明具有良好安全性与有效性。军队加紧推进药物研发、抗体制备、疫苗研究、病毒溯源等工作。

三、大力开展群防群治

新冠肺炎疫情发生之后，抗击疫情是一场全民行动，人民群

① 《军队支援地方抗击新冠肺炎疫情新闻发布会文字实录》，国防部，http://www.mod. gov.cn，访问时间：2020 年 4 月 10 日。

众是这场斗争中的主体力量。广泛动员群众、组织群众、凝聚群众，全面落实联防联控措施，构筑群防群治的严密防线。习近平总书记对疫情的防控作出重要指示，为同舟共济做好疫情防控工作、群策群力打赢疫情防控阻击战指明了方向和路径。①

新型冠状病毒威胁着每个人的健康，疫情面前没有旁观者。在这场特殊的战斗中，个人与家庭、个人与集体、个人与社会，息息相关、休戚与共。为了自身的安全、亲人的健康、同事的幸福、社区的安宁，需要每个人自觉投入战斗。只有每一个人都掌握了防控知识，防控疫情的大网才能织好、织牢。只有充分发挥基层社区包括农村社区的动员能力，实行网格化、地毯式管理，将防控措施落实到户、到人，做到"早发现、早报告、早隔离、早诊断、早治疗"，才能有效实现"防输入、防蔓延、防输出"的疫情防控目标。实践充分证明，联防联控、群防群治，既是我国制度优势的具体体现，也是我们防控疫情的关键举措。

构筑群防群治的严密防线，就要全面落实联防联控措施。传染病防控主要是控制传染源、切断传播途径、保护易感人群。城乡基层社区是疫情防控的第一道防线，各项防控措施尤其要具体细致。广泛深入的传染病预防知识宣传教育至关重要，科学的个人及家庭防护、健康监测、卫生习惯等能够有效防患于未然。加

---

① 人民日报评论员：《构筑群防群治的严密防线》，《人民日报》2020年1月30日。

强密切接触者管理是阻断疫情传播的关键之举，务必细致周到地做好登记、自我监测、发现可疑症状及时隔离就诊等工作。家庭、公共场所、交通工具、环境卫生等方面的防控工作同样重要，必须全面动员、全面部署、全面加强。群防群治要用好网格化管理的好经验好做法，做到入网入格入家庭，落实在点点滴滴行动中。

构筑群防群治的严密防线，就要充分发挥基层党组织战斗堡垒作用和共产党员先锋模范作用。危急时刻，党员挺身而出、冲锋在前，这是共产党员的本分，是我们党的光荣传统。基层党组织和广大党员要全面动员起来，发扬不畏艰险、无私奉献的精神，坚定站在疫情防控第一线当先锋作表率，建立健全区县、街镇、城乡社区等防护网络，做好疫情监测、排查、预警、防控等工作，严防死守、不留死角。要坚持党建引领，把区域治理、社区治理、单位治理有机结合起来，切实提高疫情防控的科学性和有效性。党政机关、企事业单位以及社会组织党组织要按照统一安排，扎实做好本部门本单位的防控工作。要组织党员、干部做好群众工作，稳定情绪、增强信心，不信谣、不传谣，当好群众的贴心人和主心骨。一切为了群众、紧紧依靠群众，把工作做细做实做周全，疫情防控就能做到无缝衔接、筑起铜墙铁壁。

3月10日，习近平总书记专门赴湖北省武汉市考察新冠肺炎疫情防控工作。在社区党群服务中心，习近平总书记同社区工作者、基层民警、卫生服务站医生、下沉干部、志愿者等亲切交流。习近平总书记强调，社区作为防控的最前线，肩负的任务十分繁重，参与社区防控工作的同志们工作十分辛苦。大家夜以继日、不辞辛劳、默默付出，悉心为群众服务，为遏制疫情扩散蔓延、保障群众生活作出了重要贡献，展现了武汉党员、干部不怕牺牲、勇于担当、顾全大局、甘于奉献的精神。抗击疫情有两个阵地，一个是医院救死扶伤阵地，一个是社区防控阵地。坚持不懈做好疫情防控工作关键靠社区。要充分发挥社区在疫情防控中的重要作用，充分发挥基层党组织战斗堡垒作用和党员先锋模范作用，防控力量要向社区下沉，加强社区防控措施的落实，使所有社区成为疫情防控的坚强堡垒。打赢疫情防控人民战争要紧紧依靠人民。要做好深入细致的群众工作，把群众发动起来，构筑起群防群治的人民防线。

第三节　防治新冠肺炎疫情的启示

2020年3月18日，习近平总书记主持召开中共中央政治局常务委员会会议并发表了重要讲话，习近平总书记指出，在全国上下和广大人民群众共同努力下，全国疫情防控形势持续向好、生产生活秩序加快恢复的态势不断巩固和拓展，统筹推进疫情防控和经济社会发展工作取得积极成效。

习近平总书记指出，我们最大的优势是我国社会主义制度能够集中力量办大事。这是我们成就事业的重要法宝。此次疫情既是对国家治理体系的检验，也是对国家治理能力的考验，举国体制的组织动员能力使我们做到了短时间内在全国各个地区、各个领域，紧急动员起来，共同投入到抗击疫情的斗争中。"中方行动速度之快、规模之大，世所罕见，展现出中国速度、中国规模、中国效率。"对这次疫情防控，世界卫生组织总干事谭德塞说，这是中国制度的优势。

改革开放 40 多年来，中国经济快速发展，积累的物质财富和综合国力在抗击疫情中保障了各地各部门都能够坚决遵照党中央的统一部署有力有效地开展工作。无论是医疗卫生设备、物资生产和供应、交通运输手段、居民生活用品，还是科学技术水平、公共卫生体系、应急管理机制等，均有力支撑了疫情防控工作的开展。从国产自主研发的负压救护车到红外线测温仪，从快速建成的火神山、雷神山医院到建成交付的"火眼"实验室，"中国制造"在这场抗击新冠肺炎疫情的战役中彰显出强大的力量，成为打赢疫情防控阻击战的坚实物质基础。

科技创新是战胜重大疫病的不二选择。习近平总书记强调，人类同疾病较量最有力的武器就是科学技术，人类战胜大灾大疫离不开科学发展和技术创新。经过新中国成立以来特别是改革开放以来的不懈努力，我国科技发展取得重大成就，科技整体实力持续提升。新冠肺炎疫情发生后，我国科研人员用了不到一周时间就确定了新冠病毒的全基因组序列，分离得到病毒毒株并向世界发布共享。我国在公共卫生和医疗健康领域多年积淀的科研能力、平台条件、人才储备和技术产品，使我们有信心有能力最终战胜这次新冠肺炎疫情，有力维护国家战略安全。3月2日，在疫情防控最吃劲的关键阶段，习近平总书记在北京考察新冠肺炎疫情防控科研攻关工作，亲临一线调研指导并发表重要讲话，为科研攻关工作提供了根本遵循和行动指南。

除此之外，我国近年来迅速发展的信息通信和大数据平台的建设，也在此次防治新冠肺炎疫情中发挥了十分重要的作用。截至2019年6月，我国行政村光纤通达率和4G通达率均超过98％。2019年年底，5G商用正式启动，全国开通5G基站12.6万个，高带宽、低延迟、广连接的5G网络为最大化发挥公共医疗资源能力提供基础支撑。如今，大数据、云计算、人工智能等信息通信技术快速发展，并加速与交通、医疗、教育等领域深度融合，让疫情防控的组织和执行更加高效，成为战"疫"的强有力武器。

新中国成立以来特别是改革开放以来，我国卫生与健康事业加快发展，医疗卫生服务体系不断完善，基本公共卫生服务均等化水平稳步提高，公共卫生整体实力和疾病防控能力不断迈上新台阶。同时，我国重视在应对突发公共卫生事件中深化法治实践，不断推动应对突发公共卫生事件制度化、规范化。坚持依法防控，在法治轨道上统筹推进各项防控工作，采取的科学举措，保障疫情防控工作顺利开展。

新中国成立后，我国经历了多次重大突发事件的考验，进入新世纪以来，就有 2003 年"非典"疫情、2008 年汶川大地震以及 2020 年的新冠肺炎疫情。一次次伟大斗争告诉我们：越是面对挑战，越需要团结的力量；越是攻坚克难，越需要群策群力。在党中央坚强领导下，万众一心，众志成城，就没有中国人民克服不了的困难、迈不过去的坎。

党的十八大以来，中国特色社会主义进入了新时代，党对重大疫情的防治工作也迈入了新的征程。新冠肺炎疫情突然暴发，并蔓延迅速，其危害程度前所未有，给人民群众的生命健康和经济社会的发展带来了极大的损害。以习近平同志为核心的党中央统一领导疫情防治，沉着应对、科学决策，调动全国的资源打好这场新冠肺炎疫情的阻击战。新冠肺炎重大疫情的发生，也为我国进一步推进国家治理体系和治理能力现代化建设、全面深化公共卫生体系改革提供了新的契机。

责任编辑：曹　春

封面设计：汪　莹

图书在版编目（CIP）数据

中国共产党防治重大疫病的历史与经验／中共中央党校（国家行政学院）
　中共党史教研部 编；邓世平 执笔 . —北京：人民出版社，2020.5
　（2021.4 重印）
ISBN 978－7－01－022034－5

I. ①中…　　II. ①中…②邓…　　III. ①中国共产党－疫情管理－经验
　IV. ① R181.8

中国版本图书馆 CIP 数据核字（2020）第 063320 号

中国共产党防治重大疫病的历史与经验

ZHONGGUO GONGCHANDANG FANGZHI ZHONGDA YIBING DE LISHI YU JINGYAN

中共中央党校（国家行政学院）中共党史教研部　编

邓世平　执笔

人 民 出 版 社 出版发行
（100706　北京市东城区隆福寺街 99 号）

北京盛通印刷股份有限公司印刷　新华书店经销

2020 年 5 月第 1 版　2021 年 4 月北京第 3 次印刷
开本：710 毫米 ×1000 毫米 1/16　印张：14.75
字数：180 千字

ISBN 978－7－01－022034－5　定价：68.00 元

邮购地址 100706　北京市东城区隆福寺街 99 号
人民东方图书销售中心　电话（010）65250042　65289539